骨伤疾病中医健康教育处方

李玉恒 杨绍丽 郭 英 苏 燕
张晓艳 李世仙 郭 磊 岳俊林 ◎ 主编

云南科技出版社
·昆明·

图书在版编目（CIP）数据

骨伤疾病中医健康教育处方 / 李玉恒等主编.
昆明：云南科技出版社，2025. -- ISBN 978-7-5587
-6264-2

Ⅰ．R274

中国国家版本馆 CIP 数据核字第 2025PD9678 号

骨伤疾病中医健康教育处方
GUSHANG JIBING ZHONGYI JIANKANG JIAOYU CHUFANG

李玉恒　杨绍丽　郭　英　苏　燕　　　主编
张晓艳　李世仙　郭　磊　岳俊林

出版人：温　翔
策　划：李凌雁
责任编辑：杨梦月
封面设计：长策文化
责任校对：张舒园
责任印制：蒋丽芬

书　　号：ISBN 978-7-5587-6264-2
印　　刷：云南金伦云印实业股份有限公司
开　　本：889mm×1194mm　1/32
印　　张：6.5
字　　数：160千字
版　　次：2025年7月第1版
印　　次：2025年7月第1次印刷
定　　价：68.00元

出版发行：云南科技出版社
地　　址：昆明市环城西路609号
电　　话：0871-64168229

版权所有　侵权必究

编委会

主　编： 李玉恒　杨绍丽　郭　英　苏　燕　张晓艳
　　　　　李世仙　郭　磊　岳俊林

副主编： 段　燕　蒋从芳　张卫卫　张　俊　徐　敏[1]
　　　　　何云鹏　邓　锋　赵一江　王　琪　杨　菊

编　委： 皮丽仙　杨玉蕊　黄文泽　蒋江丽　高　婷
　　　　　杨国艳　李宗巧　胡　锦　陆彦林　尚明琼
　　　　　李国瑞　李　皎　刘金清　刘　芳　陈　颖
　　　　　李光丽　姜明菲　兰　蓝　杨云云　李永丽
　　　　　徐　业　肖　艳　王　涛　石继雄　吴文莉
　　　　　张雪梅　林　佳　杨　萍　范雪梅　刘　燕
　　　　　沈丽红　赵露存　杨　洁　李　佳　蔡　蓉
　　　　　周　洁　文丽春　樊冬平　张　立　张　娟
　　　　　尹　蕊　黄文卉　王　静　郭慧敏　朱铭凤
　　　　　董鹏琳　高俊峰　许燕飞　艾元亮　石永根
　　　　　王　欣　牛　煜　王德文　张秀容　丁跃丽
　　　　　胡　瑞　张朝贵　李江红　李艳娥　王江海
　　　　　邱雅娜[2]　付　宇[2]　侯宁宁[2]　赵　琪[2]　梁昌萍[2]

作者单位： 1. 昆明医科大学第二附属医院；
　　　　　　2. 云南中医药大学；其余均为昆明市中医医院

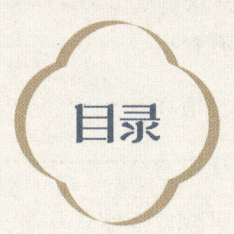

目录

01 髋关节置换术健康教育指导 ·················· 1
02 膝关节置换术健康教育指导 ·················· 8
03 膝痹病健康教育指导 ························ 14
04 颈椎病健康教育指导 ························ 20
05 痛风健康教育指导 ·························· 27
06 卧床患者健康教育指导 ······················ 33
07 胸腰椎骨折健康教育指导 ···················· 38
08 腰椎间盘突出症健康教育指导 ················ 44
09 腰椎管狭窄健康教育指导 ···················· 48
10 骨质疏松健康教育指导 ······················ 56
11 肩周炎健康教育指导 ························ 61
12 膝关节前交叉韧带修复术后健康教育指导 ······ 66
13 血气胸健康教育指导 ························ 71
14 颈椎骨折健康教育指导 ······················ 76
15 尺桡骨骨折健康教育指导 ···················· 81
16 肺功能康复训练健康教育指导 ················ 88

17	股骨干骨折健康教育指导	94
18	锁骨骨折健康教育指导	102
19	髌骨骨折健康教育指导	110
20	尺骨鹰嘴骨折健康教育指导	115
21	疼痛护理健康教育指导	121
22	肱骨干骨折健康教育指导	126
23	跌倒患者健康教育指导	131
24	骨牵引患者健康教育指导	134
25	髋关节脱位健康教育指导	138
26	肘关节脱位健康教育指导	146
27	跟骨骨折健康教育指导	152
28	跟腱断裂健康教育指导	156
29	骨盆骨折健康教育指导	162
30	肩关节脱位健康教育指导	168
31	胫腓骨骨折健康教育指导	173
32	石膏固定术健康教育指导	179
33	小夹板固定健康教育指导	183
34	肋骨骨折健康教育指导	188
35	肩袖损伤健康教育指导	192
36	踝关节骨折健康教育指导	198

01 髋关节置换术健康教育指导

• 髋关节构造

髋关节是全身受力最重的关节,它由一个球状的股骨头及杯状的髋臼所构成,外层包围着关节囊、肌肉及韧带以维持关节的稳定。

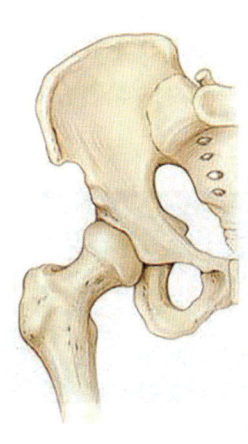

髋关节骨性结构示意图

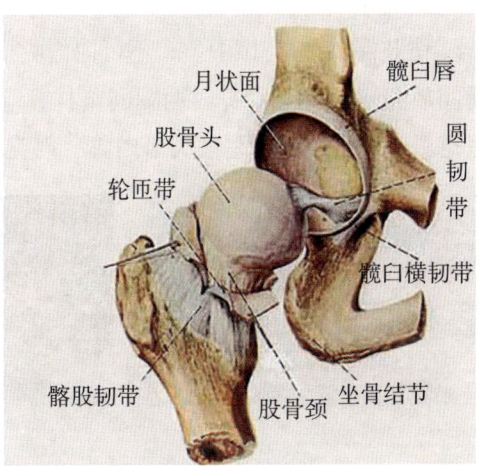

髋关节打开关节囊

• 何谓髋关节置换术

髋关节置换术是指用组织相溶性和机械性能良好的人工材料置换因各种原因被破坏的髋关节。

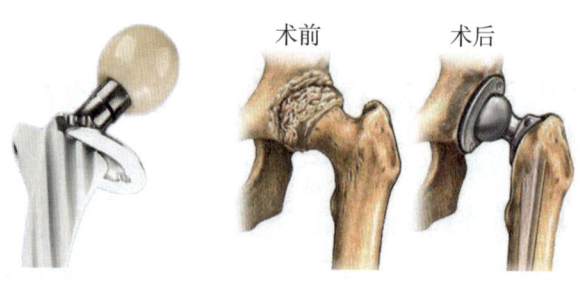

术前　　术后

● 术后体位护理

伤肢保持外展30°中位,不可向内收拢,以防手术脱位,两腿间放置三角枕。翻身时两腿间垫枕,顺延翻身向健侧方向,保持患肢中立位,切忌髋关节内收、内旋。

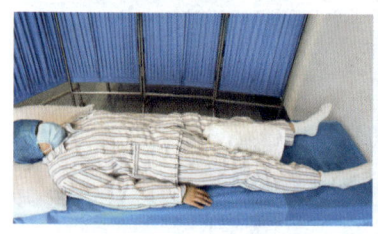 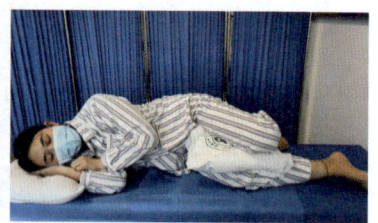

● 起居调护

1. 戒烟酒,香烟中的尼古丁进入血液,能使小血管痉挛,导致血液循环缓慢,影响术后康复。

2. 下床活动时需要家属陪护,注意防跌倒。

3. 正确使用助行器或拐杖。

01 髋关节置换术健康教育指导

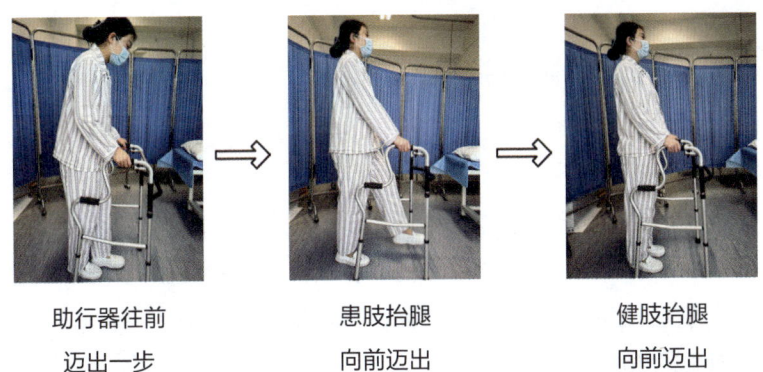

助行器往前迈出一步　　患肢抬腿向前迈出　　健肢抬腿向前迈出

● **饮食调护**

手术当天饮食宜清淡、易消化，如稀饭、烂面、软饭等。

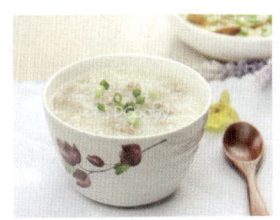
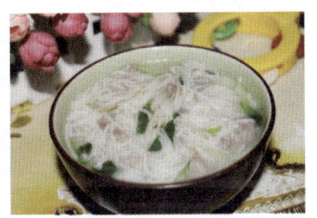

● **辨证施食**

1. 血瘀气滞证：宜食行气止痛、活血化瘀的食品，如白萝卜、红糖、山楂、生姜等，少食甜食、土豆等胀气食物，尤其不可过早食用肥腻滋补之品。

2. 瘀血凝滞证：宜进活血化瘀的食品，满足骨痂生长的需要，加以骨头汤、鸽子汤等高蛋白食物。

3. 肝肾不足证：宜进滋补肝肾、补益气血的食品。如鱼、虾、肉、蛋、牛奶，新鲜蔬菜和水果。适量食用榛子、核桃等坚果类食物，以补充钙的摄入及微量元素。

● 用药指导

1. 遵医嘱指导患者正确服药，避免误服、漏服。

2. 遵医嘱指导患者中药汤剂宜饭后30分钟温服，中药汤剂服药前后1小时忌生冷寒凉之品，服药期间忌饮茶、忌食辛辣刺激油腻之品。

3. 做好服药后的效果观察，如有异常及时告诉医护人员。

● 舒畅情志

1. 注意调摄、平淡情志，避免七情过激和不良刺激，保持情绪稳定、平和、乐观开朗。

2. 鼓励患者表达内心感受，给予心理支持。

3. 指导患者掌握自我排解不良情绪的方法，如谈心释放法、转移法。

● 康复指导

术后即可开始直到完全恢复正常之前。

1. 踝泵训练（促进下肢血液循环，防止血栓形成）：平躺于床上，下肢伸展，大腿放松，将脚尖缓缓内勾，尽力使脚尖朝向自己，至最大限度时保持3秒，然后脚尖绷直下压，至最大限度时保持3秒，然后放松。每天300次。

01 髋关节置换术健康教育指导

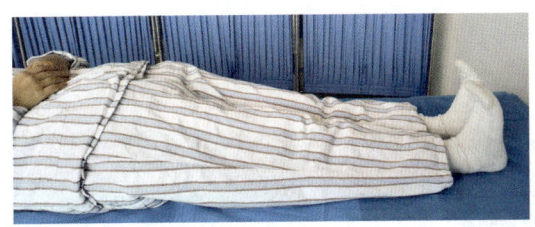

踝泵训练

2. 直腿抬高训练（锻炼四头肌肌力）：患肢抬高，大腿与水平面呈10°~30°夹角，膝关节绷直，脚背背伸，使小腿肌肉紧张。每天300次。

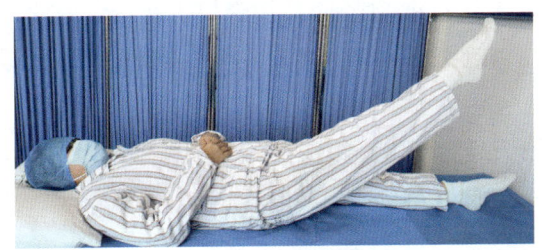

直腿抬高训练

3. 股四头肌收缩与放松训练：坐于床上，双腿保持伸直，用力反复绷紧和放松大腿前方的肌肉。收缩维持5秒，放松2秒。每天300次。

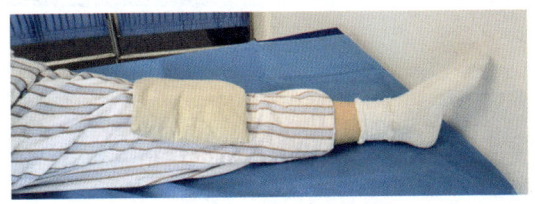

股四头肌收缩与放松训练

4. 侧卧直抬腿训练：侧躺后，向身体侧方抬起腿。每天300次。

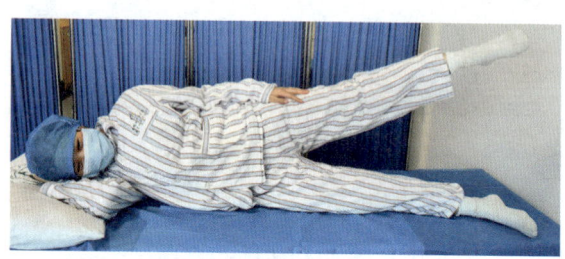

侧卧直抬腿训练

术后2天后：继续坚持并加强以上练习，并开始逐渐站立、行走、原地踏步等较轻松的活动，同时利用助步器或拐杖进行保护。

术后3天后：床上逐渐进行"缩腿"锻炼，使膝盖向身体靠拢，屈髋屈膝，尽量达到最大活动角度。

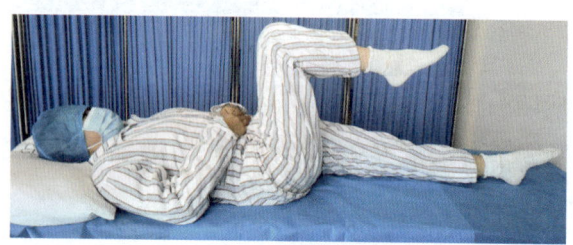

滑移屈髋屈膝

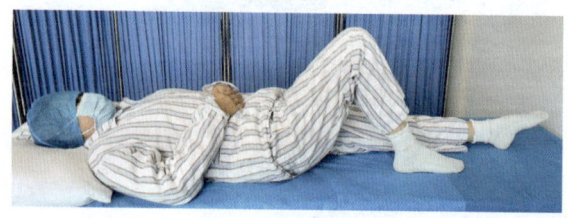

抬腿屈髋屈膝

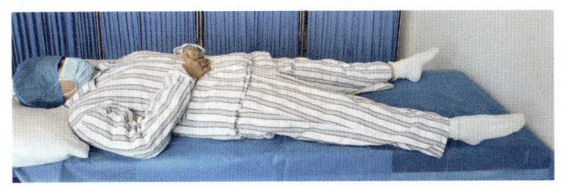

外展训练

术后2~3周后：

1. 开始逐渐进行力量锻炼，如上下楼梯、半蹲及弹力带抗阻训练。

2. 术后4周开始进一步增加肌肉力量的锻炼，继续进行所有前面的锻炼，并增加锻炼的难度及阻力。

术后1个月内避免跷二郎腿，交叉患侧腿，坐矮凳子、矮沙发等极度活动髋关节的动作。

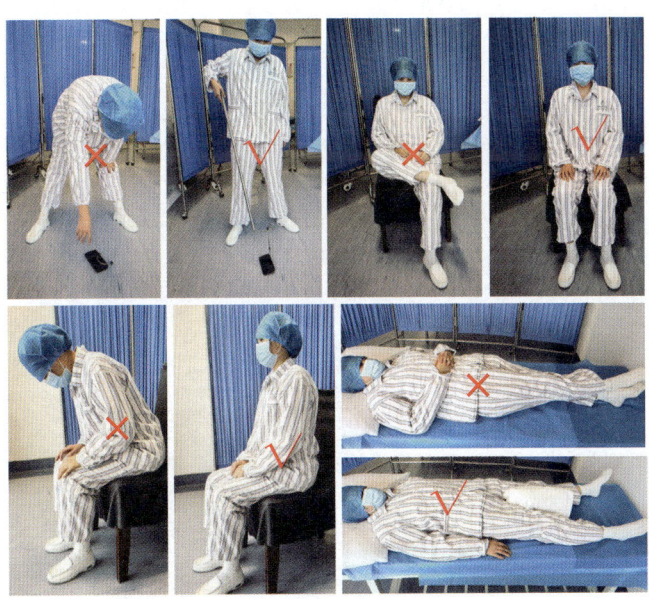

02 膝关节置换术健康教育指导

● 膝关节构造

膝关节是人体最大的关节，它由股骨远端、胫骨及髌骨所构成，关节内有半月软骨及韧带，可承受身体重量，执行各种动作。膝关节一旦出现问题，会影响您的生活及工作，严重时甚至会导致双膝功能受限，使您的晚年只能在轮椅上度过。

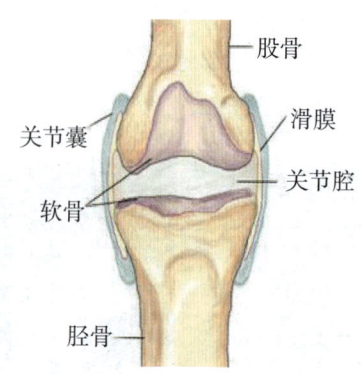

● 何谓膝关节置换术

全膝关节置换术是将有病变的股骨和胫骨关节面做部分切除，置换合金做的膝关节面，以缓解疼痛、矫正畸形、恢复关节功能、提高生活质量。

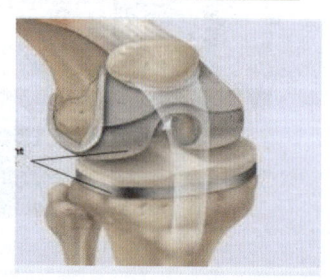

02 膝关节置换术健康教育指导

• 术后体位护理

膝关节保持伸直，小腿处垫枕抬高患肢，促进静脉回流，预防肿胀。术后多做深呼吸及咳嗽，预防肺部感染。

• 起居调护

1. 戒烟酒，香烟中的尼古丁进入血液，能使小血管痉挛，导致血液循环缓慢，影响术后康复。
2. 下床活动时需要家属陪护，注意防跌倒。
3. 正确使用助行器或拐杖。

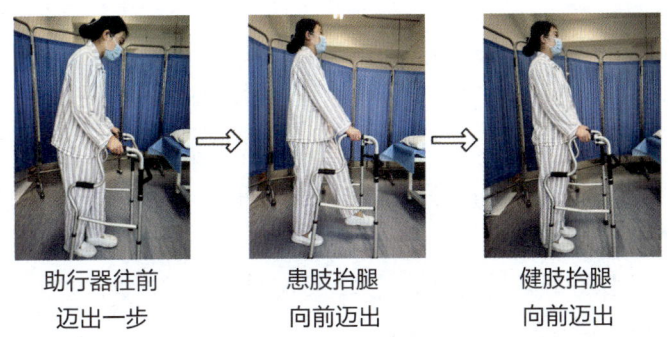

助行器往前　　　患肢抬腿　　　健肢抬腿
迈出一步　　　　向前迈出　　　向前迈出

• 饮食调护

手术当天宜进食清淡、易消化半流质饮食，如稀饭、烂面、软饭等。

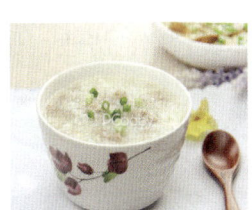
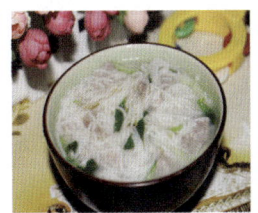

● 辨证施食

1. 血瘀气滞证：宜食行气止痛、活血化瘀的食品，如白萝卜、红糖、山楂、生姜等，少食甜食、土豆等胀气食物，尤其不可过早食用肥腻滋补之品。

2. 瘀血凝滞证：宜进活血化瘀的食品，满足骨痂生长的需要，加以骨头汤、鸽子汤等高蛋白食物。

3. 肝肾不足证：宜进滋补肝肾、补益气血的食品，如鱼、虾、肉、蛋、牛奶，新鲜蔬菜和水果。适量食用榛子、核桃等坚果类食物，以补充钙的摄入及微量元素。

● 用药指导

1. 遵医嘱指导患者正确服药，避免误服、漏服。

2. 遵医嘱指导患者中药汤剂宜饭后30分钟温服，中药汤剂服药前后1小时忌生冷寒凉之品，服药期间忌饮茶、忌食辛辣刺激油腻之品。

3. 做好服药后的效果观察，如有异常及时告诉医护人员。

● 舒畅情志

1. 注意调摄、平淡情志，避免七情过激和不良刺激，保持情绪稳定、平和、乐观开朗。

2. 鼓励患者表达内心感受，给予心理支持。

3. 指导患者掌握自我排解不良情绪的方法，如谈心释放法、转移法。

● 康复指导

术后即可开始直到完全恢复正常之前。

1. 踝泵训练（促进下肢血液循环，防止血栓形成）：平躺于床上，下肢伸展，大腿放松，将脚尖缓缓内勾，尽力使脚尖朝向自己，至最大限度时保持3秒，然后脚尖绷直下压，至最大限度时保持3秒，然后放松。每天300次。

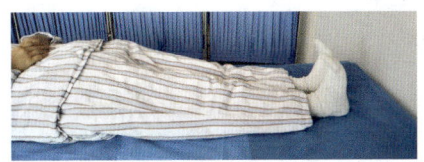

踝泵训练

2. 直腿抬高训练（锻炼四头肌肌力）：患肢抬高至大腿与水平面呈10°~30°夹角，膝关节绷直，脚背背伸，使小腿肌肉紧张。每天300次。

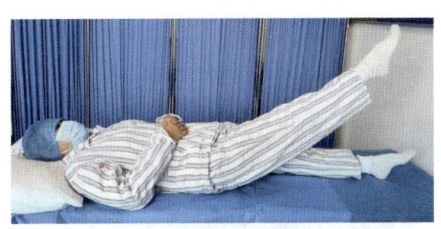

直腿抬高训练

3. 股四头肌收缩与放松训练：坐于床上，双腿保持伸直，用力反复绷紧和放松大腿前方的肌肉。收缩维持5秒，放松2秒。每天300次。

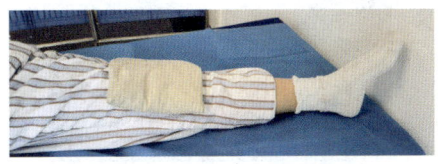

股四头肌收缩与放松训练

4. 侧卧直抬腿训练：侧躺后，向身体侧方抬起腿。每天300次。

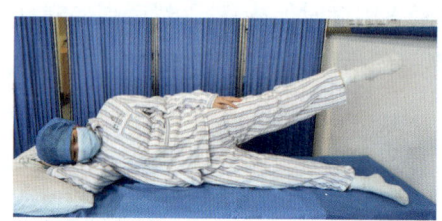

侧卧直抬腿训练

术后2天至2周内：继续坚持并加强以上练习，同时增加以下锻炼。

● 屈膝训练（包括被动屈膝和主动屈膝）

1. 被动弯曲膝关节：坐于床沿或椅子上，健侧足跟放于患侧足踝前方，健腿缓慢下压，膝关节尽量弯曲，达到最大忍耐限度后维持5秒，再缓慢伸直膝关节，休息5秒后重复，每小时可做10~20次。

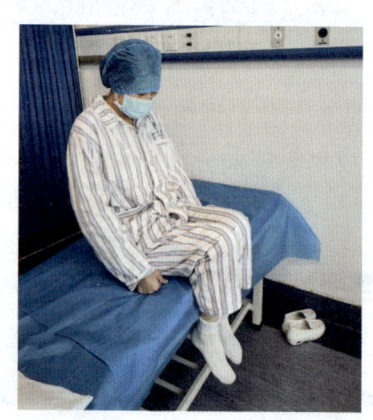

2. 主动弯曲并伸直膝关节：仰卧垫高或床边坐姿，自然弯曲及垂腿（适用于0°~90°屈膝）10~20分钟，训练后冰敷20分钟。（健腿可以辅助患肢做屈膝训练）

3. 膝关节伸不直的，需要用手、沙袋等压住膝关节，以缓慢压直膝关节。

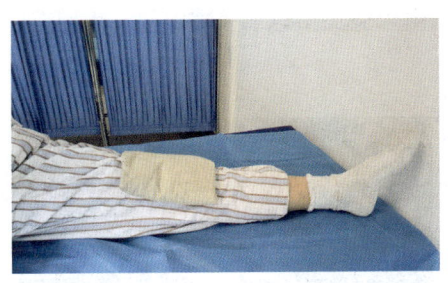

4. 开始逐渐站立、行走、原地踏步等较轻松的活动，同时利用助步器或拐杖进行保护。

5. 术后2~3周后开始逐渐进行力量锻炼，如上下楼梯、半蹲及弹力带抗阻训练。

6. 术后4周开始进一步增加肌肉力量的锻炼，继续进行所有前面的锻炼，并增加锻炼的难度及阻力。或可开始使用健身器械进一步锻炼肌肉力量。

03 膝痹病健康教育指导

• 什么是膝痹病（膝关节骨性关节炎）

膝痹病是由于膝关节软骨变性，骨质增生而引起的一种慢性骨关节疾病。

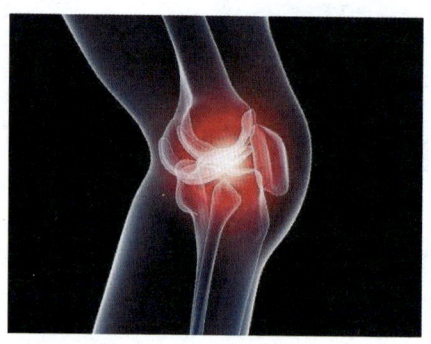

• 主要的临床表现

膝关节的疼痛及压痛、关节僵硬、关节肿大、骨摩擦音（感）、关节无力、活动障碍。

• 起居调护

1. 注重日常饮食，平衡人体营养之需，控制体重。
2. 尽量避免长时间站立，如站立较久，要在其间适时更换体位，使膝关节不至于长期固定在同一位置。
3. 适当进行体育锻炼，如慢跑，蹬自行车等运动，使膝关节得到充分屈伸、旋转，锻炼腿部肌肉力量，改善关节局部的血液循环。

4. 注意膝部保暖，不宜坐卧于阴冷潮湿的地方。

5. 减少做速度快、强度大的运动，如登山、奔跑等，减少膝关节损伤。

● 辨证施食

饮食宜清淡、易消化，多吃蔬菜和水果，忌生冷、发物及煎炸食品。

1. 风寒湿痹证：宜食祛风除湿、温经通络的食品，如姜、蒜、辣面条等。趁热食用，以汗出为度。忌生冷、性凉及肥腻食品，如柿子、螃蟹、蚌肉、海带等。

2. 风湿热痹证：宜食清热利湿的食品，如薏苡仁、冬瓜等。忌生冷、辛辣、滋腻、温燥、伤阴的食品，如洋葱、荔枝、狗肉、羊肉等。食疗方：薏苡仁冬瓜汤。

3. 瘀血闭阻证：宜食活血通络、温经壮阳的食品，如山楂、木耳、黑豆、核桃、乌鸡汤等。忌辛热燥辣、肥甘厚腻的食品，如肥肉、烤肉等。

4. 肝肾亏虚证：宜食补益气血、益肝肾的食品，如山药、枸杞等。忌发物、肥腻的食品，如鱼、虾、鸡蛋等。

● 用药指导

1. 遵医嘱指导患者正确服药，避免误服、漏服。

2. 遵医嘱指导患者中药汤剂宜饭后30分钟温服，服药期间不宜进食生冷寒凉辛辣刺激之品，以免影响药效。

3. 做好服药后的效果观察，如有异常及时报告医护人员。

• 舒畅情志

1. 耐心向患者讲述疾病治疗及康复过程，介绍成功案例，消除患者紧张顾虑，使其积极配合治疗和护理。

2. 开展集体健康教育或患者交流会，创造患者之间沟通的机会，让治疗效果好的患者分享经验，提高认识，相互鼓励，增强治疗信心。

3. 指导患者开展读报、听音乐、与人聊天等转移注意力的活动。对于有焦虑抑郁情绪的患者采用暗示疗法以缓解不良情绪。

4. 争取患者的家庭支持，鼓励家属多陪伴患者，给予亲情关怀。

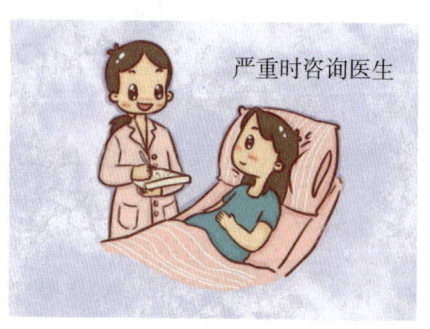

• 功能锻炼

1. 肌肉训练。

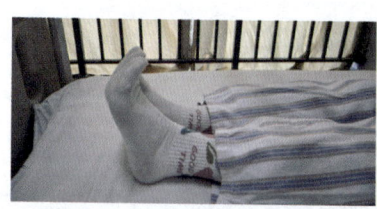 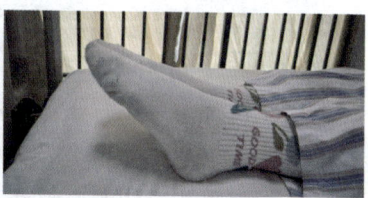

（1）股四头肌练习：绷紧大腿肌肉，尽量伸直膝关节，保持5～10秒。

（2）直腿抬高：在床上绷紧伸直膝关节，并稍稍抬起，使下肢离开床面，保持5～10秒。

2. 关节训练。

（1）膝关节不负重的屈伸运动。

（2）踝关节背伸、跖屈活动。

（3）可适当进行散步、游泳等活动。

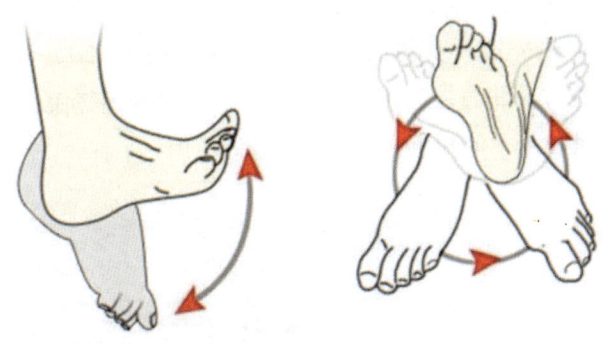

● **特色中医治疗**

1. 中药熏洗。

中药熏洗疗法是利用药物煎汤，趁热在皮肤或患处进行熏蒸、淋洗的治疗方法（一般先用药汤蒸气熏，待药液温时再洗）。此疗法是借助药力和热力，通过皮肤、黏膜作用于肌体，促使腠理疏通、脉络调和、气血流畅，从而达到预防和治疗疾病的目的。

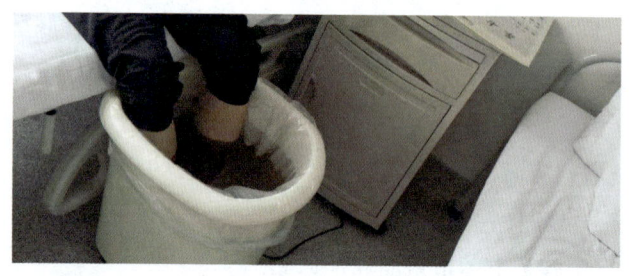

2. 中药封包。

中药封包法是将外用中药散剂加水调成糊状,涂抹于纱布,加热后置于身体的患病部位,或特定的部位(如穴位上),透过皮肤直接作用于患病部位,发挥调理气血、疏经通络、祛风散寒、消肿止痛、强筋壮骨等作用。

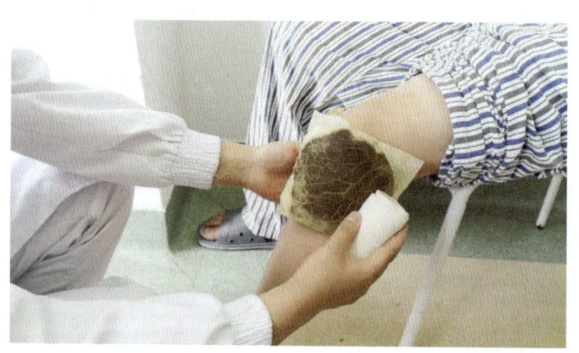

3. 中药热奄包。

中药热奄包是将加热好的中药药包置于身体的患病部位或身体的某一个特定位置(如穴位上),通过奄包的热蒸气使局部的毛细血管扩张,血液循环加快,利用其药效和温度达到温经通络、调和气血、祛湿驱寒目的的一种体外疗法。

03 膝痹病健康教育指导

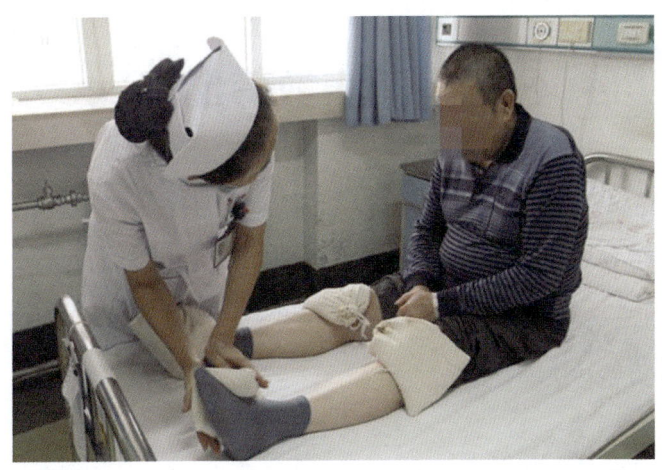

4. 药物罐。

药物罐是以中药浸煮的竹罐吸拔于相应的穴位上，可达到行气活血、活血化瘀、通经活络的临床作用。药罐疗法具有拔罐和药物治疗的双重效果，既有拔罐疗法的物理治疗效果又有药物渗透治疗的生化效果。

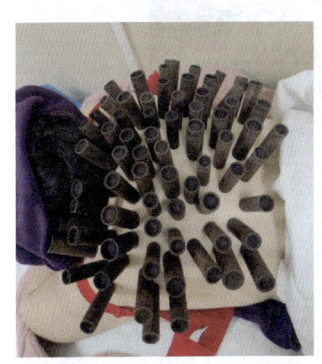
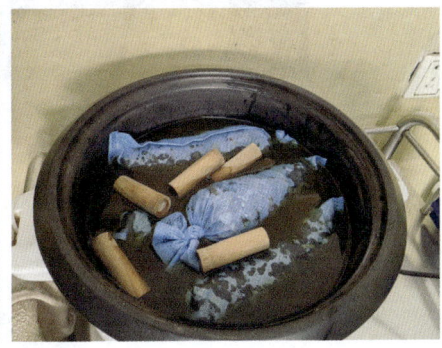

04 颈椎病健康教育指导

• 什么是颈椎病

颈椎病是由于颈椎长期劳损、骨质增生或椎间盘脱出、韧带增厚，致使颈椎脊髓、神经根或椎动脉受压而出现一系列功能障碍的临床综合征。

• 主要临床表现

颈、肩、臂疼痛，头痛眩晕，主观感觉双上肢麻木、活动受限、耳鸣耳聋、失眠多梦等。

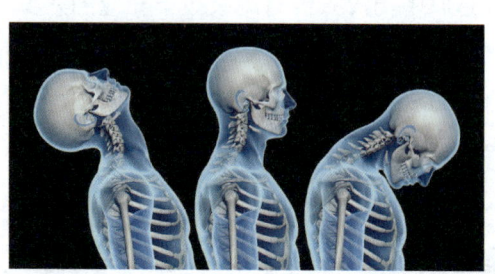

• 诱发因素

1. 枕头过高、睡姿不当。
2. 错误坐姿。
3. 受寒。
4. 长期受累。

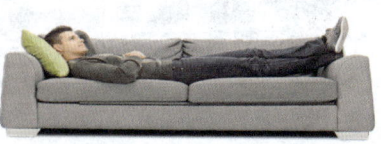

04　颈椎病健康教育指导

5. 外伤。

6. 不当锻炼。

● **起居调护**

1. 急性期或眩晕发作时绝对卧床休息。

2. 缓解期体位改变时动作宜缓慢，避免快速转头、摇头等动作。

3. 注意颈部保暖，避免受寒。

4. 睡姿：低枕卧位，卧位时保持头部中立位。枕头不高不低、不软不硬、枕肩同高。

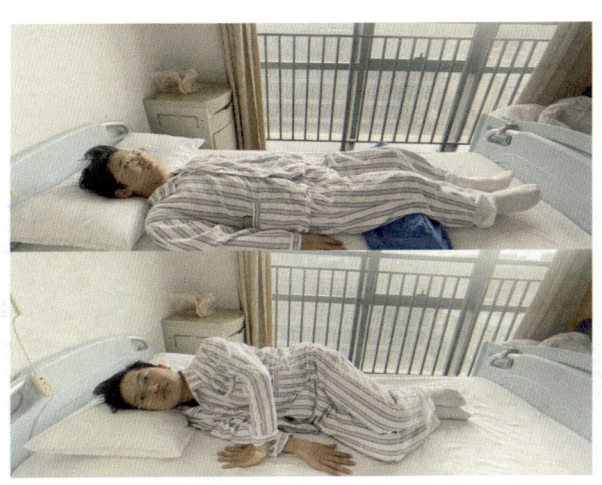

5. 坐姿：保证脊柱正直，两足着地，座椅高度合适，目光平视。

6. 避免长时间低头劳作（半躺在床头，曲颈斜枕看电视、看书）。

• 辨证施食

1. 风寒痹阻证：宜进食祛风散寒温性食物，如大豆、羊肉、狗肉、胡椒、花椒等。食疗方：当归红枣煲羊肉。

2. 血瘀气滞证：宜进食行气活血的食物，如山楂、木耳、大枣等。食疗方：醋泡花生。

3. 痰湿阻络证：宜进食健脾除湿化痰的食物，如山药、薏苡仁、赤小豆、丝瓜等。食疗方：冬瓜排骨汤。

4. 肝肾不足证：①肝肾阴虚者宜进食滋阴填精、滋养肝肾的食物，如枸杞子、麦冬等。药膳方：虫草全鸭汤。②肝肾阳虚者宜进食温壮肾阳、补精髓之品，如黑豆、核桃、杏仁、腰果等。食疗方：干姜煲羊肉。

5. 血亏虚证：宜进食益气养阴的食物，如莲子、红枣、桂圆等。食疗方：桂圆莲子汤，大枣桂圆鸡汤等。

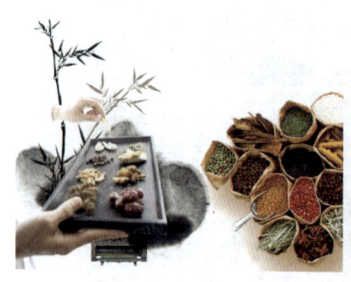 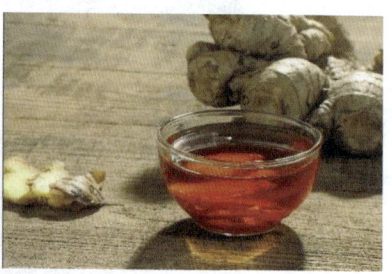

• 用药指导

1. 遵医嘱指导患者正确服药，避免误服、漏服。

2. 遵医嘱指导患者中药汤剂宜饭后30分钟温服，服药期间不宜进食生冷寒凉辛辣刺激之品，以免影响药效。

3. 做好服药后的效果观察，如有异常及时报告医护人员。

- **舒畅情志**

1. 注意调摄、平淡情志，避免七情过激和不良刺激，保持情绪稳定、平和、乐观开朗。

2. 怒伤肝、喜伤心、思伤脾、忧伤肺、恐伤肾，大喜大悲不可取，应保持良好的心情。

- **功能锻炼**

1. 急性期及眩晕发作期禁止做功能锻炼。

2. 恢复期进行颈部功能锻炼，保持颈部肌肉的强度及稳定性，要注意持之以恒、劳逸结合、动作缓慢、循序渐进，以不感劳累为宜。

擦颈按摩：取坐位或站位，双手擦颈20~30次。

左顾右盼：头先向左后转动，停留3秒，再向右后转动，停留3秒，幅度宜大，做30次。

前后点头：把颈尽量前伸，停留3秒，再把颈尽量后伸，停留3秒，做30次。

旋肩舒颈：双手置于两侧肩部，掌心向下，两臂先由后向前旋转20~30次，再由前向后旋转20~30次。

颈项力争：取站位或坐位，双手交叉紧抵枕后，头颈用力后伸，双手则用劲阻之，颈、臂持续用劲对抗，片刻后，放松还原。共做20~30次。

摇头晃脑：取站位或坐位，头颈放松，自然呼吸，缓慢大幅度地转动，顺时针方向转动。

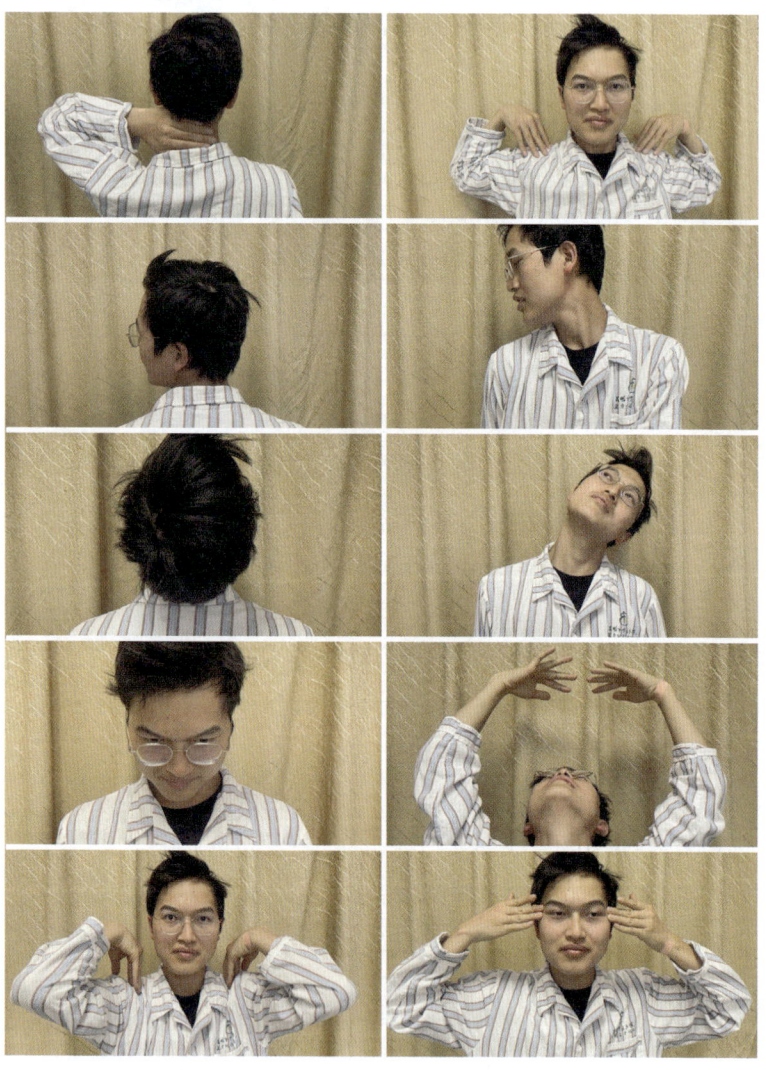

04 颈椎病健康教育指导

● **特色中医治疗**

1. 药物罐疗法。

以中药浸煮的竹罐吸拔于相应的穴位上可达到行气活血、活血化瘀、通经活络的临床作用，药罐疗法具有拔罐和药物治疗的双重效果，既有拔罐疗法的物理治疗效果又有药物渗透治疗的生化效果。

2. 刮痧疗法。

虎符铜砭刮痧以调气为首，调动人体的气血运动，所刮之处造气、调气、催气、候气、得气、守气、辨气、引邪出表，疾患由里走表，"气至而有效"，通过自身溶瘀，调动自愈力。刮痧动阳气治病扶正祛邪，以通为治，以通为补，以通为泻。

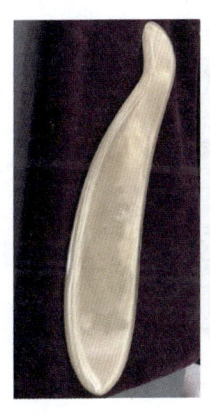 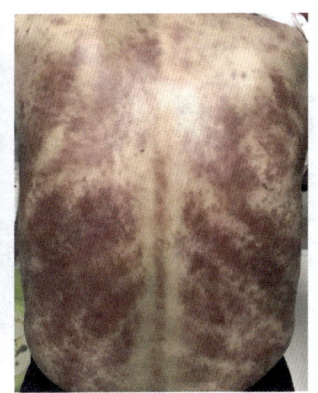

3. 扶阳火艾灸。

中医传统疗法的一种，属于灸的范畴，按八法之性，属于温热疗法。运用火性炎上、善行数变、化积破坚的特性，使药物透皮吸收的功效加倍，以达到治疗的目的。具有温肾壮阳、补精益髓、温经通络、行气活血、祛寒除湿、豁痰破瘀、通督止痛的功效。

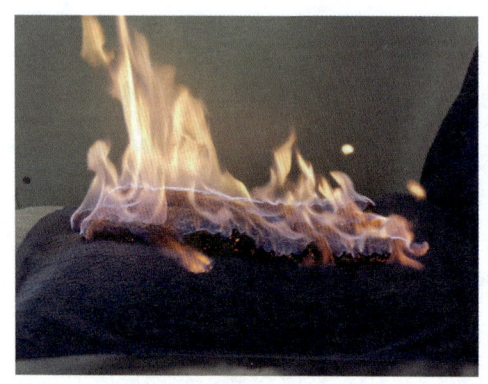
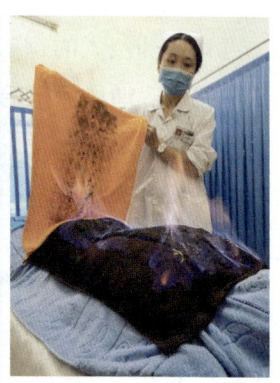

4. 耳穴压豆。

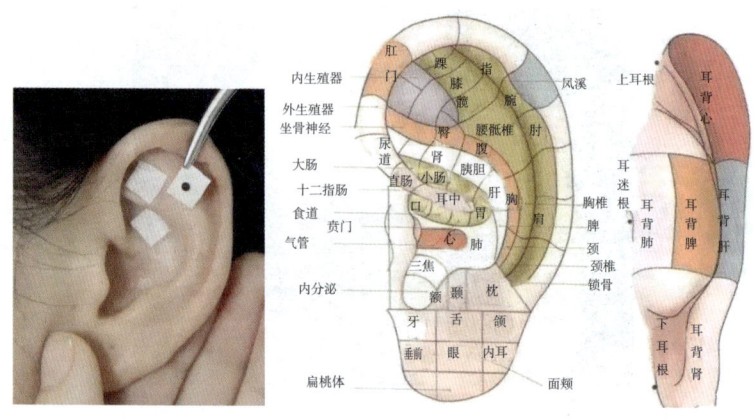

耳穴压豆法是用胶布将药豆准确地粘贴于耳穴处，给予适度的揉、按、捏、压，使其产生酸、麻、胀、痛等刺激感应，以达到治疗目的的一种外治疗法。取穴有神门、肾、心、交感神经等。

05 痛风健康教育指导

• 什么是痛风

痛风是嘌呤代谢障碍所致的一组慢性代谢性疾病。临床表现特点为高尿酸血症、反复发作的痛风性急性关节炎、间质性肾炎、痛风石形成。严重者可致关节畸形及功能障碍。

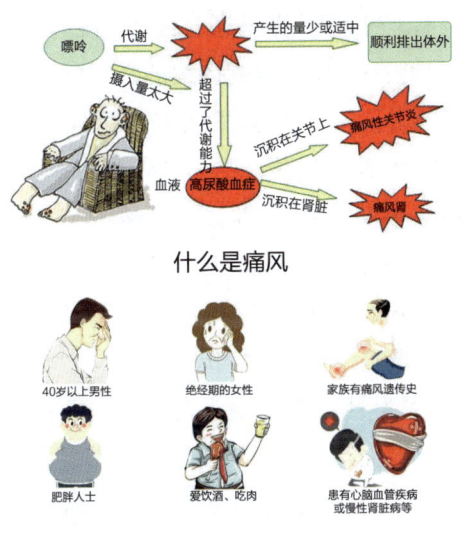

什么是痛风

痛风六大高危人群

• 痛风与尿酸关系

痛风的发生是血清尿酸值迅速波动引起的，是尿酸盐结晶引起的炎症反应。血尿酸水平越高，持续时间越长，产生痛风的概率越大。

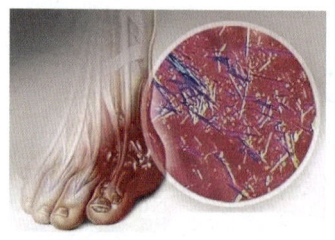

血尿酸水平（μmol/L）	痛风发生率
>540	7%~8.8%
420~540	0.37%~0.5%
<420	0.10%

尿酸在血液中的饱和浓度为420μmol/L，超过此浓度时，尿酸盐即可沉积在组织中，造成痛风组织学改变

关节滑液中的尿酸盐结晶

● 痛风除了"痛"还有什么症状

痛风一共有3个阶段，此外还会带来肾脏的一系列损害。

1. 无症状期：仅有波动或持续的高尿酸血症，可持续数年。但随着年龄增长，痛风的发病率逐年增加。

2. 急性关节炎期：尿酸盐结晶沉积在关节与周围组织引起炎症反应。往往半夜或早晨发病，呈撕裂样、刀割样、咬噬样疼痛，单侧大脚趾第一个关节最常见；发作常在数天至2周内自行缓解，可伴发热，常因劳累、高蛋白高嘌呤饮食、饮酒后发作。秋水仙碱可迅速缓解关节症状。

3. 痛风石及慢性关节炎期：是由于尿酸盐结晶沉淀引起的一种异物样反应而形成的一种异物样结节，除中枢神经系统外，痛风石还可发生于任何部位，最常见的是关节内及其附近、耳廓。严重时患处皮肤破溃。

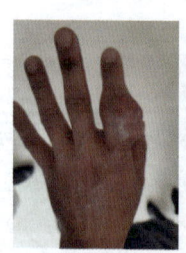
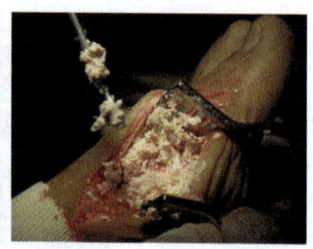

05　痛风健康教育指导

● 痛风饮食的危险因素

1. 动物食品：避免富含嘌呤的内脏，限制牛肉、羊肉、猪肉等。

2. 海鲜：限制高嘌呤类海鲜，如沙丁鱼、贝壳类食物。

3. 吸烟与饮酒：限制酒精的摄入，尤其是啤酒，避免过度饮酒。

4. 高糖、高盐：限制含糖饮料的饮用和钠盐的摄入。

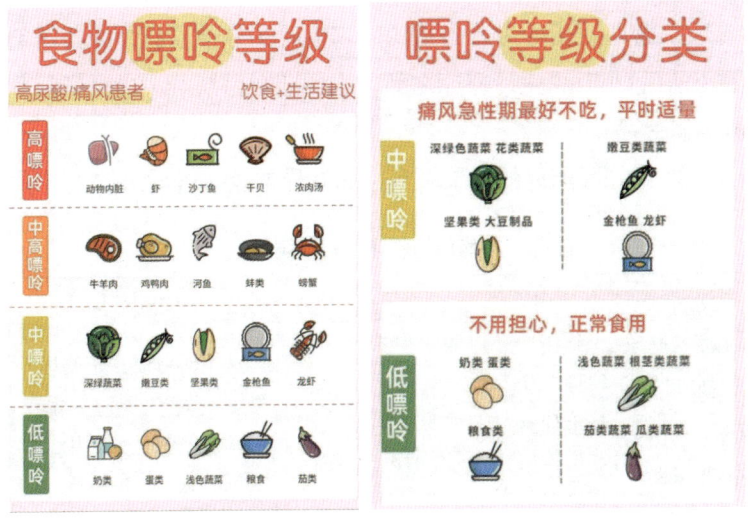

鼓励痛风患者饮用低脂或脱脂奶制品，以降低血尿酸水平。

● 辨证论治

1. 血热致瘀证：急性发作期，关节局部红肿热痛，此时治以清热化湿、消肿止痛为主，汤方以四妙散加减。

2. 肝肾亏虚证：缓解间歇期，疼痛不是很明显，足部酸软乏力，此时治以滋补肝肾为主，予知柏地黄丸加减。

3. 脾肾不足证：缓解间歇期，关节肿痛，胃部胀满，此时治以补益脾肾为主，予四君子汤合左归丸加减。

4. 痰瘀痹阻证：慢性期，关节痛伴局部肿胀，此时治以化瘀祛瘀为主，桃红饮合二陈汤加减。

- **用药指导**

1. 遵医嘱指导患者正确服药，避免误服、漏服。

2. 遵医嘱指导患者中药汤剂宜饭后30分钟温服，中药汤剂服药前后1小时忌生冷寒凉之品，服药期间忌饮茶、忌食辛辣刺激油腻之品。

3. 做好服药后的效果观察，如有异常及时告诉医护人员。

痛风的临床用药分类

痛风的分期	用药	作用	用法
无症状高尿酸血症时期	无须用药，以非药物治疗为主	—	从生活习惯开始调理
急性痛风性关节炎期	秋水仙碱 非甾体抗炎药 糖皮质激素	消炎、镇痛	均应及时足量服用，疼痛减轻后逐渐减停
间歇期和慢性痛风性关节炎期	丙磺舒 碘吡酮 苯溴马隆	促进尿酸排泄	均应在急性发作平息2~4周后服用，小剂量开始逐渐加量，根据降尿酸的目标水平，在数月内调整至有效剂量，长期甚至终身服用
	别嘌醇 非布司他	抑制尿酸生成	
	碳酸氢钠片 复方枸橼酸合剂	碱化尿液	

续表

痛风的分期	用药	作用	用法
肾脏病变	别嘌醇 尿酸氧化酶	合理降尿酸及治疗痛风性肾病	痛风相关的肾脏病变均是降尿酸药物的运用指征，应选用别嘌醇

● **舒畅情志**

1. 注意调摄、平淡情志，避免七情过激和不良刺激，保持情绪稳定、平和、乐观开朗。

2. 鼓励患者表达内心感受，给予心理支持。

3. 指导患者掌握自我排解不良情绪的方法，如谈心释放法、转移法。

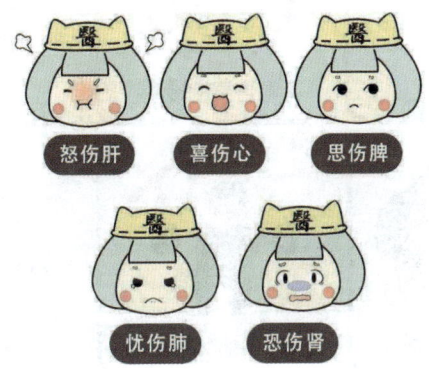

● **生活起居指导**

1. 多喝水以增加尿量，多排尿有助于尿酸排泄，减少尿酸盐在肾脏和尿路的沉积。

2. 适量喝红酒：喝少量红酒有降低血尿酸、软化血管的作用。但禁止喝啤酒、白酒，因其会减少尿酸排出。

3. 禁止吸烟：吸烟对心脑血管、呼吸系统有很大危险，同时严重影响机体免疫力及痛风的治疗。

4. 适当运动。

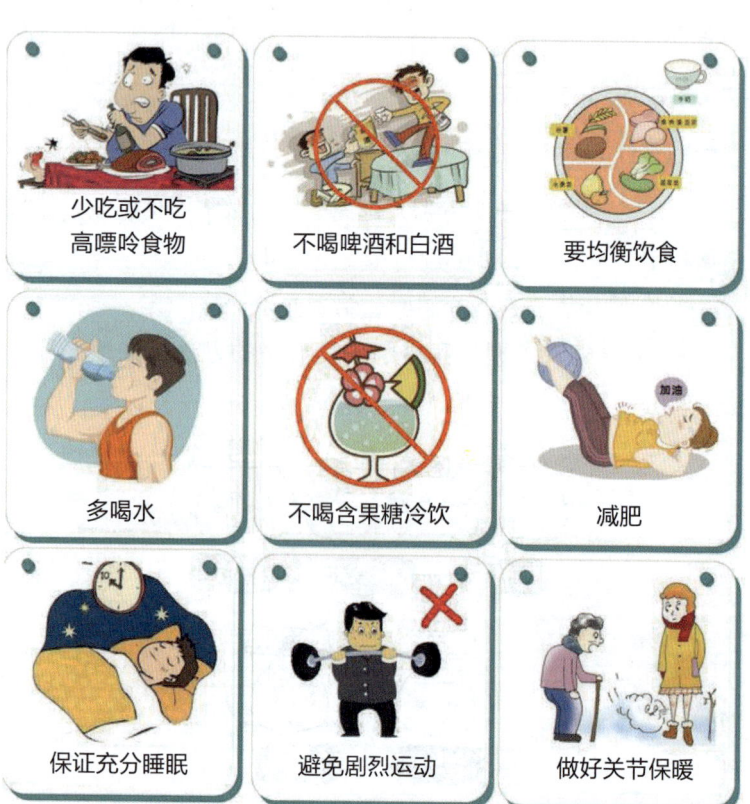

06 卧床患者健康教育指导

长期卧床患者会产生很多的并发症，我们该如何预防这些并发症？

● 压疮

压疮主要是由于长期卧床后，身体局部组织长期受压，使局部皮肤的血液循环障碍，组织营养缺乏，致使皮肤失去正常的功能而发生坏死，随之发生局部皮肤和软组织溃烂。

预防：要根据褥疮形成的原因采取相应的预防及护理措施，对高危患者进行评估，制定相应预防计划；对感觉障碍的患者要慎用热水袋、冰袋，以防止烫伤或冻伤；对大小便失禁的患者要及时清理大小便，保持局部皮肤及床单清洁、平整、干燥；定期检查全身皮肤，特别是各骨性凸起部位的皮肤，注意是否有组织受损征象，如发红、水疱、擦伤、肿胀等，并及时给予处理；通过不同措施，如适当采用特制的床垫、轮椅坐垫等减压装置、变换体位等，使压力均匀分布，降低骨性凸起部位局部受压程度；定期除压，缩短局部持续受压时间，如定时床上翻身（每2小时翻身1次）、轮椅上双手支撑扶手短时间承重、两侧臀部轮流承受体重等，均可使承重部位临时解除受压状态，恢复局部供血、供氧；了解患者的营养状况，及时通过饮食或其他途径补充维生素、蛋白质、微量元素等营养成分。

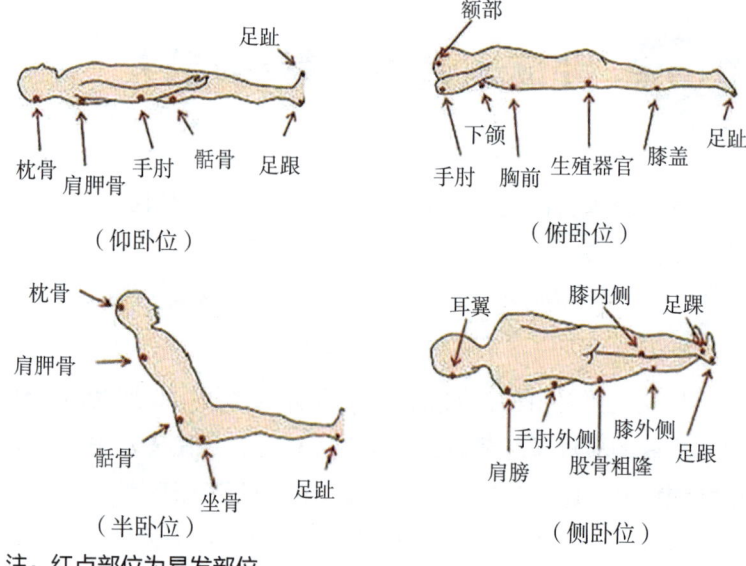

注：红点部位为易发部位

● 下肢深静脉血栓

长期卧床患者血液非正常地在深静脉或动脉内凝结，属于下肢回流障碍性疾病。长时间限制活动的肢体，血流缓慢，加上很多老年患者的硬化和狭窄，很易引起深静脉内血栓形成，表现为单侧肢体肿胀、疼痛、皮肤温度高，双下肢有温差，阻塞动脉会引起下肢远端足背动脉搏动消失。

预防：为防止长期卧床患者血栓形成，应加快血流速度，避免高凝状态，控制血糖、血脂等，加强患者主动及被动锻炼，规律饮食、保持良好心情，适当运动，可做气压、踝泵运动，一旦出现上述症状，请平卧，限制患侧肢体活动，及时就医。

06 卧床患者健康教育指导

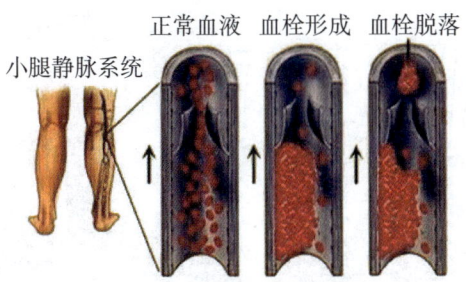

下肢深静脉血栓形成

• 体位性低血压

体位性低血压是指患者直立位较平卧位时收缩压下降20mmHg（1mmHg≈0.133kPa，全书特此说明）或者舒张压下降10mmHg以上且立位时血压下降超过2分钟，同时伴有眩晕、黑矇、眼花、心慌、面色苍白、脉速、晕倒、摔伤、晕厥或心绞痛等心脑血管缺血症状。由于长期卧床的患者忽然由平躺转换为起立，血管无法适应血管神经的反射，造成头部供血不足，出现低血压。

预防：要使患者养成良好的生活习惯，减少体位性低血压的发生，嘱患者的护工或家属给患者起床或者床头抬高时应缓慢从小角度到大角度变换，同时每天应定时给患者缓慢的抬高床头，定期服用药物。帮助患者在床上进行双下肢锻炼，防止下肢肌肉丧失适应性；病房温度适中；情况许可可以安排电动起立床训练；对下肢静脉曲张者用高至腰部的下肢弹力袜；鼓励患者进行深而慢的呼吸运动，促进静脉回流。

起床时做到3个30秒：先在床上躺30秒；从床上坐起并保持30秒；再双脚放到床下，在床沿上坐30秒，最后双脚落地。

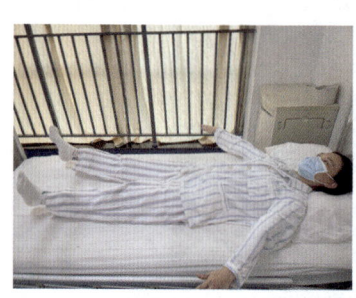 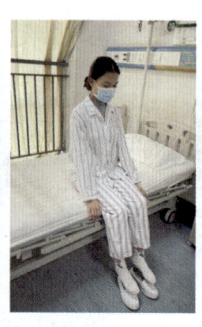 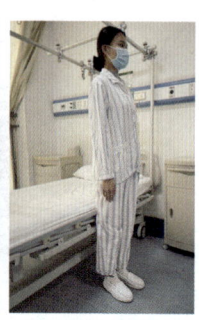

先伸展手脚　　　　慢慢坐起，　　　床边扶持，慢慢
　　　　　　　　　双脚立于床边　　站起无不适后
　　　　　　　　　　　　　　　　　再缓慢行动

● 骨质疏松、关节僵硬

长期卧床易加速骨钙吸收，一方面加速骨质疏松；另一方面，血钙水平上升会引起高钙血症、心律失常、腹痛，促进钙在关节中的沉淀，导致关节疼痛。长时间的卧床还会导致关节挛缩、关节活动度减少、肌肉横截面缩小，从而使肌力下降等。由于长期卧床易导致盐类晶体沉积，钙盐久滞于肾及尿道易形成结石。血钙水平上升还会引起高钙血症。

预防：鼓励患者主动运动，定期活动肢体、定期翻身和体位转换。对于偏瘫或嗜睡的患者需要进行定期的被动活动、按摩肌肉组织和肌肉的叩击激活，可定期让患者服用补钙药物。

● 坠积性肺炎

患者如果长期卧床不变动体位，会使呼吸道引流不畅，导致分泌物在肺内沉积，引起感染而发生坠积性肺炎。

预防：嘱患者家属或护工每天定时开窗通风，做好空气消

06　卧床患者健康教育指导

毒；指导患者深呼吸及有效咳嗽，为患者轻叩背部，定时更换卧位，以促进痰液排出，嘱痰液黏稠患者多饮水；进食时将床头摇高，有误吸风险的患者使用鼻饲管；指导排痰困难的患者用双手按压上腹部或用拇指按压胸骨上凹的气管处用力咳嗽，将痰液咳出，必要时使用吸痰器协助患者排痰，吸痰时应注意压力不可过大，并注意观察患者面色、呼吸，以免发生窒息。

拍背时，手掌自下而上，由里到外拍，手掌呈空心状。拍背祛痰的主要目的是通过振动使痰液流动，更容易排出。拍背排痰适用于肺炎，痰排不出来，渗出物较多的患者。拍背排痰要注意适用人群、手法、速度和力度。顺序和方法如下。

1. 要正确拍背排痰，使手掌呈杯状，拇指紧贴其他四指，保持关节不动，用肘关节带动手掌，使其平稳拍背。用这种方法，手扣里的空气比较多，敲击力度比较平均稳定。当敲击胸部时，正好听到"空空"的声音。敲击声不是"噼啪"声。

2. 有节奏地拍打背部，从下往上，从内到外。从背拍到腋窝。如果是右肺，使患者左侧靠在床上拍背排痰。如果是左肺，身体右侧靠在床上拍背排痰，在换姿势的过程中拍背排痰。拍背排痰在背部两侧，也就是脊柱两侧肺部的位置。千万不要划中脊，以免受伤。

3. 轻敲每个肺叶1~3分钟，轻敲相连的部位，要重叠轻敲1~3分钟。

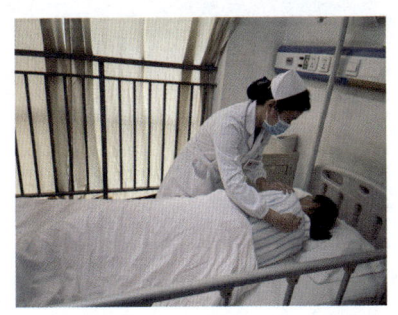

07 胸腰椎骨折健康教育指导

● 什么是胸腰椎骨折

胸腰椎骨折是由于暴力因素、椎体肿瘤、感染、骨质疏松等原因造成胸腰椎骨质连续性的破坏,从而导致骨折,损伤脊髓或马尾神经,常合并其他脏器损伤。常见证型为骨断筋伤气滞血瘀证、肝肾亏虚证;病位在腰、背。

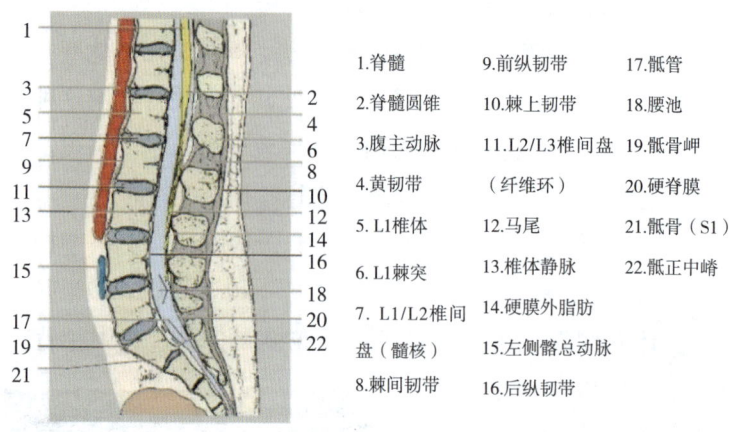

1.脊髓　9.前纵韧带　17.骶管
2.脊髓圆锥　10.棘上韧带　18.腰池
3.腹主动脉　11.L2/L3椎间盘　19.骶骨岬
4.黄韧带　（纤维环）　20.硬脊膜
5.L1椎体　12.马尾　21.骶骨（S1）
6.L1棘突　13.椎体静脉　22.骶正中嵴
7.L1/L2椎间盘（髓核）　14.硬膜外脂肪
15.左侧髂总动脉
8.棘间韧带　16.后纵韧带

● 胸腰椎骨折的表现

以胸腰椎局部肿胀、疼痛,骨折处两侧肌肉紧张,不能站立,翻身困难,运动障碍等为主要表现;椎旁肌紧张活动受限,不能翻身起立、腹胀、腹痛、急性尿潴留,脊髓神经损伤表现。分类:稳定性、不稳定性、压缩性、爆裂性。

07 胸腰椎骨折健康教育指导

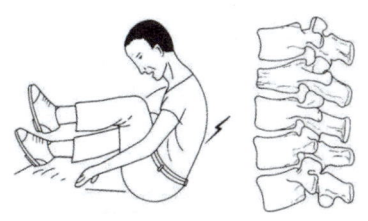

• 治疗方法

1. 非手术治疗，急性期患者，平卧硬板床休息，腰下垫一薄枕，维持复位角度，翻身时保持上下躯干一致，避免脊柱旋转扭曲，严密观察患者双下肢运动及皮肤浅感觉情况。疼痛明显者可行中医耳穴压籽治疗，并配合中药封包穴位贴敷等缓解疼痛。

2. 手术治疗，术前1天指导患者俯卧位练习，床上使用便器，术后监测患者生命体征，密切观察病情变化及伤口渗血情况，加强基础护理，防止并发症的发生。注意观察四肢感觉、运动及二便情况。

3. 术后缓解期，指导患者行股四头肌收缩及直腿抬高训练，根据情况行腰背肌功能锻炼。

• 饮食调护

手术当天饮食宜清淡、易消化，如稀饭、烂面、软饭等。

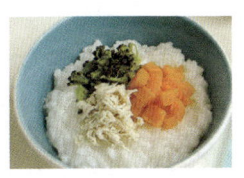
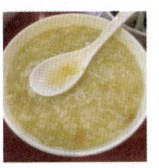

● 辨证施食

1. 骨折早期：饮食宜进清淡、易消化之品，忌油腻，如青菜、稀饭等。

2. 骨折中期：饮食宜进健脾益气之品，如大枣、山药、木耳、牛肉、瘦猪肉、鸡肉等。

3. 恢复期。

（1）肝肾阴虚者宜进食滋阴填精、滋养肝肾之品，如枸杞子、黑芝麻、黑（白）木耳等。药膳方：莲子百合瘦肉汤。忌辛辣香燥之品。

（2）肝肾阳虚者宜进食温壮肾阳、补精髓之品，如黑豆、核桃、杏仁、腰果、黑芝麻等。食疗方：干姜煲羊肉。忌生冷瓜果及寒凉食物。

● 用药注意事项

1. 内治法：遵医嘱正确服药，骨折早期选用伤一号合剂，活血化瘀，消肿止痛，通络接骨。恢复期选用伤四号合剂，调补气血，补肝肾，健脾和胃，强筋壮骨。骨折患者多用活血化瘀，理气止痛之药物，指导患者饭后温服，服药前后禁食酸冷辛辣刺激的食物。

2. 外治法：用骨科外用粉局部外敷，穴位贴局部外贴，用药期间观察局部皮肤有无过敏反应，如有立即停用。

● 情志调理

1. 注意调摄、平淡情志，避免七情过激和不良刺激，保持情绪稳定、平和、乐观开朗。

2. 鼓励患者表达内心感受，给予心理支持。

3. 指导患者掌握自我排解不良情绪的方法，如谈心释放法、转移法。

• 腰托的使用

1. 腰托选用与自身腰的长度、周径相适应的尺寸，佩戴时，腰托上缘须与肋骨下缘平齐，腰托下缘在臀裂处，松紧度以不产生不适感为宜。

2. 腰部症状较重时应随时佩戴，疼痛缓解后可在外出或较长时间站立及固定姿势坐位时使用，睡眠及休息时取下。

3. 使用腰托期间应逐渐增加腰背肌锻炼，防止和减轻腰部肌肉萎缩。

• 康复指导

1. 非手术治疗功能训练及康复。

（1）患者应平卧硬板床，保持脊柱平直。

（2）预防压疮：保持床铺平整、干燥、无碎屑，发现潮湿及时更换；卧气垫床，每2~4小时翻身1次，翻身时做到肩、髋呈一直线，避免脊柱扭转；每天按摩受压处2~3次。

（3）便秘者，可按摩腹部或遵医嘱服用缓泻药物。大便失禁者，做好会阴部护理。

（4）保持呼吸道通畅，定时翻身、拍背，鼓励患者咳嗽、排痰，预防坠积性肺炎。

2. 正确的翻身法。

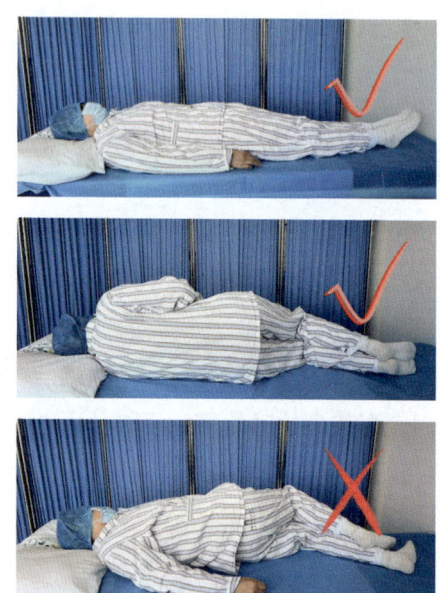

3. 术后功能训练及康复。

（1）胸腰椎术后的功能锻炼计划要因人而异，根据年龄、病情、手术方式及患者的身体状况及耐受性决定康复训练的强度，切不可盲目追求锻炼强度。

（2）任何功能锻炼都要遵循"循序渐进"的原则，数量由少到多，时间由短到长，强度由弱至强，次数逐渐增加，以双下肢腰部肌肉无明显酸痛感为度。

腰背肌功能锻炼的两种方法如下。

①仰卧位锻炼法。

A. 五点支撑法：患者采用仰卧体位，利用五点（头、双肘、双足）为支点，尽量将臀部抬起离开床面，腰背部尽量悬空,以达到锻炼腰背肌的目的。此方法简单易学,每次持续5~10秒,然后放下休息5~10秒,此为1组运动,再重复上述动作,如此反复5~10组为1次,每天2~3次。

B. 四点支撑法:此法难度较大,适用于青壮年。患者用双手及双足支撑,使全身腾空后伸,呈拱桥形。

C. 三点支撑法:仰卧位,上肢放于胸前,采用三点(头,双足)为支点,腰背部尽量后伸,使背悬空。该方法是在五点支撑法的基础上进一步锻炼腰背部肌肉。

②飞燕点水法。

A. 第一步:患者俯卧于床上,双上肢向背后伸,抬头挺胸,使头、胸及双上肢离开床面。

B. 第二步:双腿伸直,向上抬起,离开床面,可交替进行抬起,然后同时后伸抬高。

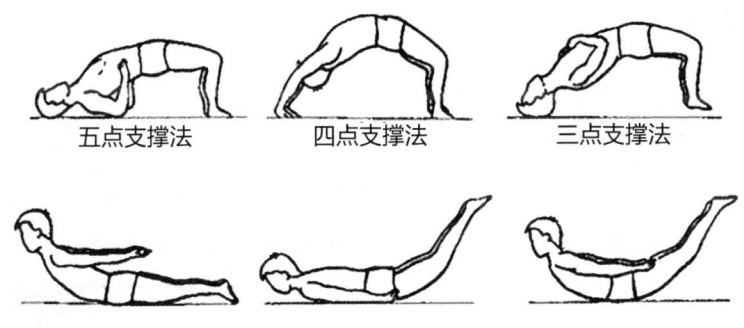

五点支撑法　　　四点支撑法　　　三点支撑法

飞燕式练功法

08 腰椎间盘突出症健康教育指导

• 什么是腰椎间盘突出症

腰椎间盘突出症多因外感、内伤与跌扑闪挫所致。指腰部椎间盘的前卫环破裂,其内的髓连同残存的纤维环和覆盖在环上的后纵韧带、组织向椎管或椎间盘的后外侧突出,压迫附近的脊神经。

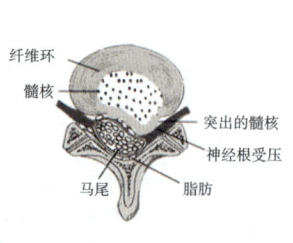

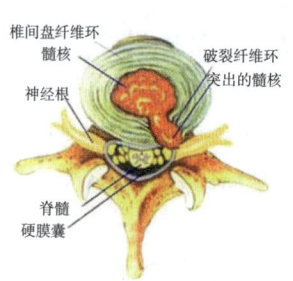

• 腰突症的症状

1. 腰痛:最多见,一般早期仅有腰痛,可为急性剧烈疼痛或慢性隐痛,当患者负压增加,如咳嗽、喷嚏、排便或弯腰时可引起疼痛或疼痛加重。

2. 坐骨神经痛:多表现为一侧,疼痛从下腰部向臀部、下肢、足背或足外侧放射,可伴有麻木感。

3. 马尾神经受压:中央型的腰椎间盘突出,由于突出的组织直接作用,使马尾神经受压,表现为双侧大腿、小腿、足跟后侧及会阴部迟钝，大小便功能障碍。

● 腰椎间盘突出症的常见危害

1. 后关节退变骨质增生：腰腿痛病史较长的腰椎间盘突出症多合并有后关节的退变和骨质增生。

2. 黄韧带肥厚、钙化：慢性腰肌劳损可使黄韧带肥厚大于1cm。

3. 腰椎骨赘形成：骨赘多发在退变椎间盘的相邻边缘。

4. 退行性腰椎管狭窄和退行性腰椎滑脱症：腰椎间盘突出或退变可造成椎管变小和突骨部位关节炎，这两者又可导致退行性腰椎滑脱症。

5. 腰椎不稳和椎间盘变窄：椎间盘的后关节退变，出现增生，引发腰间盘变窄。

● 腰椎间盘突出症好发人群

性别：多见于男性，男性与女性之比为（4~12）：1。

年龄：多发于青壮年。

职业：以劳动强度较大的产业工人多见。

姿势：伏案工作人员及经常站立的售货员、纺织工人等较多见。

体型：过于肥胖或过于瘦弱的人。

女性不同的时期：产前、产后及更年期为女性椎间盘突出的危险期。

● 腰椎间盘突出症的治疗原则

1. 非手术治疗：目的在于促进神经根的炎性水肿加速消

退，从而减轻或解除神经根的压迫，使疼痛减轻或消退。

（1）完全卧床休息，睡硬板床，可行针灸、理疗、推拿。

（2）服镇痛药等对症治疗，急性期可采用20%甘露醇250mL加地塞米松5mg静滴，目的是脱水消炎，加速水肿消退，解除压迫。

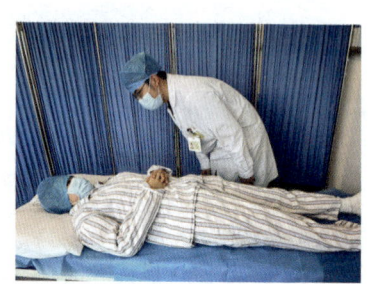

2. 手术治疗。

• 如何预防腰椎间盘突出症

1. 保持腰椎的正确姿势（腰椎前凸位），坐姿时应选择高且有靠背的椅子，卧位应选择硬板床。

2. 在一定的时间内应随时调节体位，不要长时间处于一种姿势，如久坐，尤其长时间弯腰最易引起椎间盘后突。

3. 功能锻炼可改善局部血液循环，减轻和消除腰椎间盘周围软组织的水肿，延缓和防止椎间盘突出。但切忌超强度剧烈运动，可做以下腰部保健操：①腰部的伸展运动。②鱼式腰背肌锻炼。

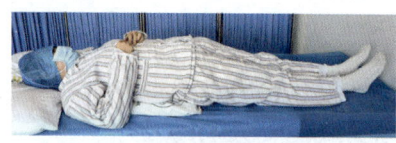

腰下部垫薄枕

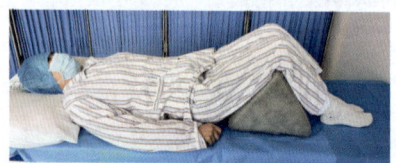

膝下垫枕，仰卧位

08 腰椎间盘突出症健康教育指导

• 饮食指导

饮食宜营养丰富，鼓励进食高蛋白、高维生素、含钙丰富的饮食，多喝水，保持大便通畅；忌食生冷、辛辣、滋腻之品。

• 舒畅情志

1. 注意调摄、平淡情志，避免七情过激和不良刺激，保持情绪稳定、平和、乐观开朗。
2. 鼓励患者表达内心感受，给予心理支持。
3. 指导患者掌握自我排解不良情绪的方法，如谈心释放法、转移法。

• 生活起居指导

1. 保持适宜的室温，腰部注意保暖，以防外感风寒。
2. 卧硬板床休息，不宜过多活动。
3. 若突然出现腰背痛、下肢麻木、间歇性跛行或伴有马尾综合征，应加强病情自我观察，及时就诊。
4. 非手术治疗法治疗急性期患者时，绝对平卧硬板床休息，包括饮食、大小便等均不能起床，可缓解髓核对神经的压迫，以缓解疼痛。1~3周后，如症状缓解，可戴护腰下床活动。
5. 翻身时，应保持头颈、躯干在同一轴线上，切忌脊柱扭转或屈曲。
6. 需手术治疗患者，按手术前、后护理要求护理。

09 腰椎管狭窄健康教育指导

• 什么是腰椎管狭窄症

腰椎管狭窄症是指由于黄韧带肥厚增生、椎体增生、椎间盘突出、骨性退变等原因引起中央椎管、神经根管或侧隐窝狭窄压迫脊髓或神经根，从而导致的腰腿痛及一系列神经功能障碍的疾病。

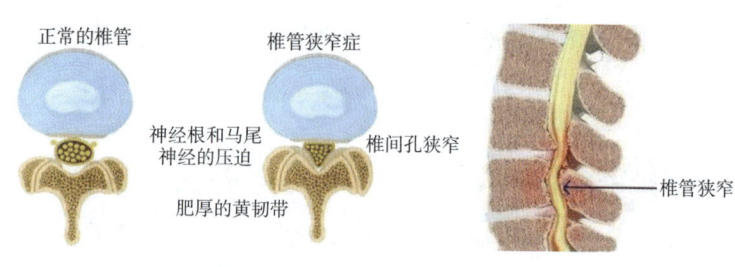

• 临证护理

1. 非手术治疗疼痛明显者，可行中医耳穴压籽治疗，并配合穴位贴敷、中药封包、中频、拔罐、艾灸等治疗。

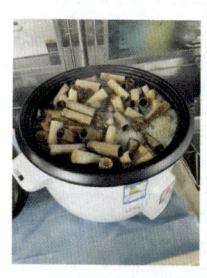 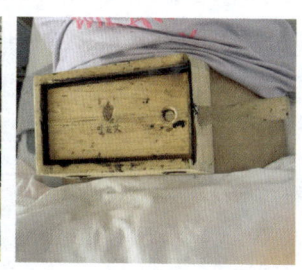 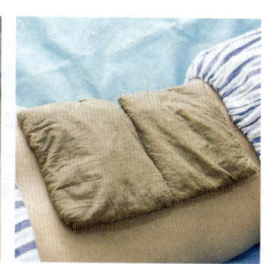

09 腰椎管狭窄健康教育指导

2. 肢体麻木不适的患者，可拍打麻木肢体；下肢肌力下降、间歇性跛行、步态不稳者，下床活动时避免单独活动，必要时使用助行器避免跌倒。并配合中药熏洗、穴位注射、小针刀等治疗，注意观察局部皮肤情况。

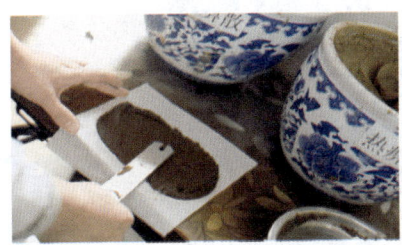
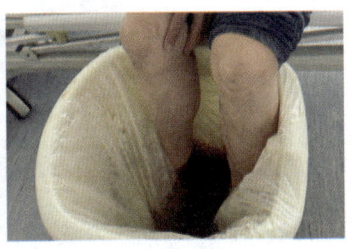

3. 恢复期，下床活动时佩戴腰围加以保护和支撑，注意起床姿势，宜先行翻身侧卧，再用手臂支撑用力后缓缓起床，忌腰部用力，避免体位的突然改变。行"五点""四点""三点""飞燕式"腰背肌功能锻炼，循序渐进，不宜久坐。

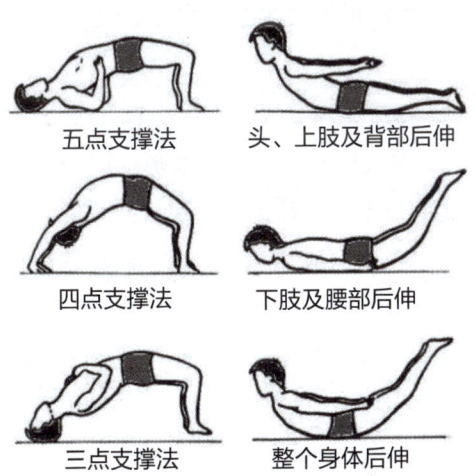

五点支撑法　　头、上肢及背部后伸

四点支撑法　　下肢及腰部后伸

三点支撑法　　整个身体后伸

饮食调护

手术当天饮食宜清淡，易消化，如稀饭、烂面、软饭等。

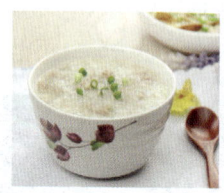
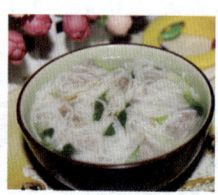

辨证施食

1. 血瘀气滞证：饮食宜进食行气活血化瘀之品，如黑木耳、金针菇、桃仁等。

2. 肝肾不足证：肝肾阴虚者宜进食滋阴填精、滋养肝肾之品，如枸杞子、黑芝麻、黑（白）木耳等。药膳方：莲子百合煲瘦肉汤。忌辛辣香燥之品。肝肾阳虚者宜进食温壮肾阳，补精髓之品，如黑豆、核桃、杏仁、腰果、黑芝麻等。食疗方：干姜煲羊肉。忌生冷瓜果及寒凉食物。

用药指导

1. 遵医嘱指导患者正确服药，避免误服、漏服。

2. 遵医嘱指导患者中药汤剂宜饭后30分钟温服，中药汤剂服药前后1小时忌生冷寒凉之品，服药期间忌饮茶、忌食辛辣刺激油腻之品。

3. 做好服药后的效果观察，如有异常及时告诉医护人员。

舒畅情志

1. 注意调摄、平淡情志，避免七情过激和不良刺激，保持情绪稳定、平和、乐观开朗。

2. 鼓励患者表达内心感受，给予心理支持。

3. 指导患者掌握自我排解不良情绪的方法，如谈心释放法、转移法。

• 术前准备

1. 加强营养，预防感冒。进食高蛋白质、高热蛋、富含维生素的饮食，并合理搭配。以增强机体抵抗力。

2. 呼吸道准备：指导患者练习深呼吸和有效咳嗽、咳痰等的方法。吸烟患者劝其戒烟，以减少气管及肺内分泌物，增加肺的通气功能。

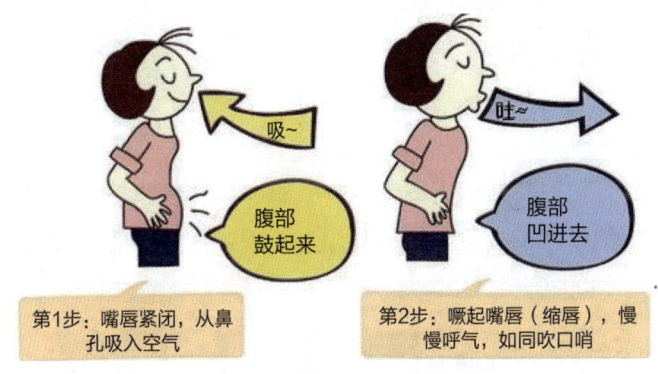

3. 术前练习：①训练床上使用便器排尿、排便，避免患者术后因姿势不适应而发生便秘、尿潴留。②练习轴线翻身法，头、颈、躯干保持一致翻身。③患者卧硬板床。

4. 术前准备：①皮肤准备，清洁切口处皮肤。②术前禁饮、禁食10小时。

5. 手术日晨准备：更换清洁病员服，取下活动性义齿、眼镜、首饰等附属物品，贵重物品交其家属保管，不化妆，去手术室前，排空膀胱。

● 康复指导

术后即可开始直到完全恢复正常之前。

1. 踝泵训练（促进下肢血液循环，防止血栓形成）：平躺于床上，下肢伸展，大腿放松，将脚尖缓缓内勾，尽力使脚尖朝向自己，至最大限度时保持3秒，然后脚尖绷直下压，至最大限度时保持3秒，然后放松。每天300次。

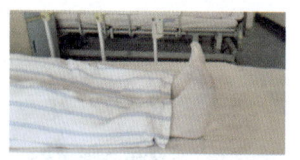 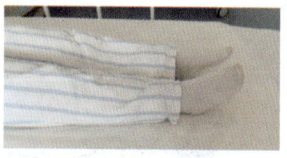

踝泵训练

2. 直腿抬高训练（锻炼四头肌肌力）：患肢抬高至大腿与水平面呈10°~30°夹角，膝关节绷直，脚背背伸，使小腿肌肉紧张。每天300次。

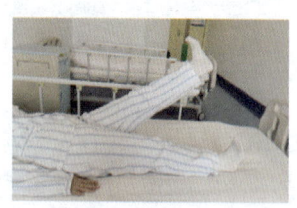 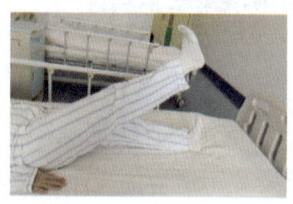

直腿抬高训练

注意事项：仰卧，双膝伸直，抬起左/右大腿，动作轻松稍快，不引起疼痛为度，维持3~5秒，左右腿交替进行。

3. 股四头肌收缩与放松训练：坐于床上，双腿保持伸

09 腰椎管狭窄健康教育指导

直,用力反复绷紧和放松大腿前方的肌肉。收缩维持5秒,放松2秒。每天300次。

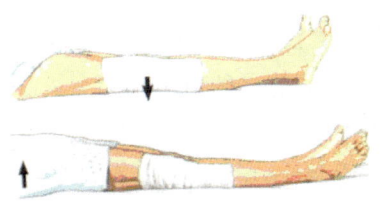

股四头肌和臀肌练习

术后2~3天后:继续坚持并加强以上练习,床上逐渐进行"缩腿",使膝盖向身体靠拢,屈髋、屈膝,伸膝运动,尽量达最大活动角度。

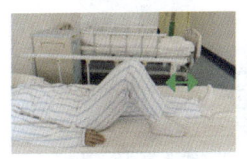 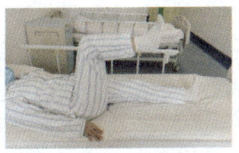 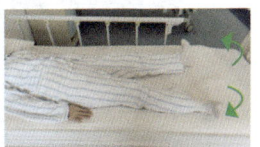

滑移屈髋屈膝　　　　抬腿屈髋屈膝　　　　外展训练

术后2~7天后:可根据病情佩戴腰围或石膏背心离床活动。先侧卧靠近床边,屈膝、屈髋,用手将上身撑起,双腿同时从床边下滑,再由护士协助坐起,切勿突然坐起。

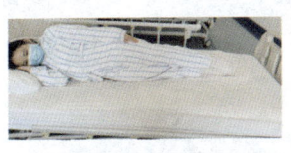 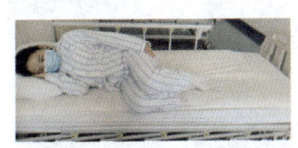
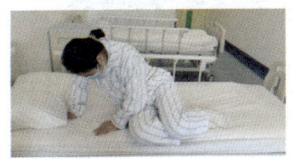 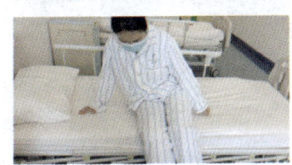

起床"四步曲"

骨伤疾病 中医 健康教育处方

● **健康指导**

1. 保持心情舒畅,劳逸结合,加强营养,增强机体抵抗力。

2. 宜睡硬板床,注意腰背部保暖,定期进行复查,加强腰背肌功能锻炼,以增强脊柱的稳定性。

3. 行走或外出时佩戴腰围,手术治疗者腰部不可负重,取物时应避免大幅度的弯腰和旋转。

4. 保持正确睡姿、坐姿及行走姿势,在保持正确姿势的情况下可恢复一般轻体力工作,禁止重体力活动。

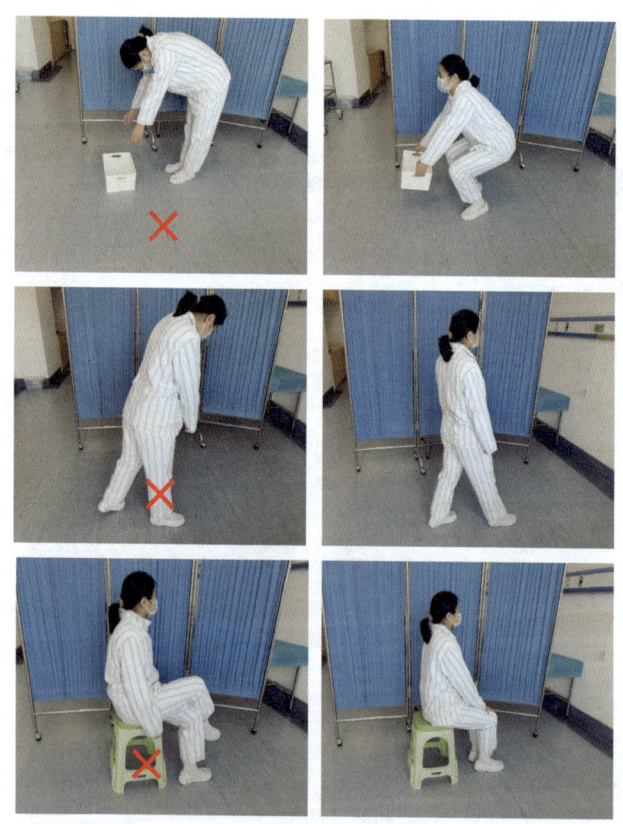

09　腰椎管狭窄健康教育指导

正确佩戴腰围的方法。

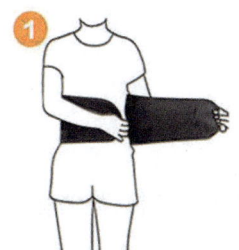

1.撕开外层，让加压带与腰带主体分离，两端扣于腰部位置

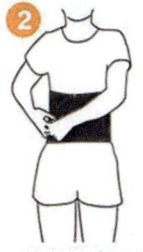

2.将另一侧腰带扣于贴毛处

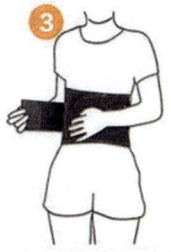

3.用力将外层弹力带扣于腹部一侧

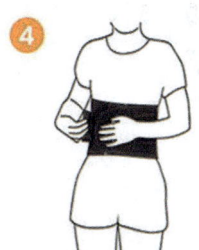

4.将右侧的拉力带扣于腰带处

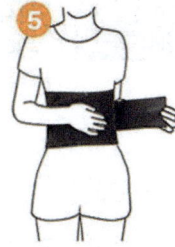

5.用力将左侧拉力带拉长后扣于左侧腰带处

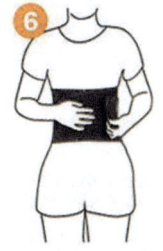

6.完成佩戴，松紧以舒服为准，不能太松或太紧

骨质疏松健康教育指导

• 什么是骨质疏松

骨质疏松是指骨量减少，骨的显微结构受损，骨骼脆性增加，从而导致骨骼发生骨折的危险。

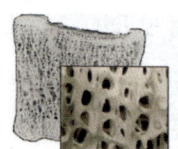
正常骨

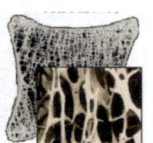
骨质疏松骨

• 骨质疏松是如何发生的

由于一些因素影响了"骨的形成"和"骨被吞噬"的平衡，致使骨骼呈蜂窝状，骨小梁比正常骨更细，骨结构更稀疏，骨骼更脆弱，更易发生骨折。

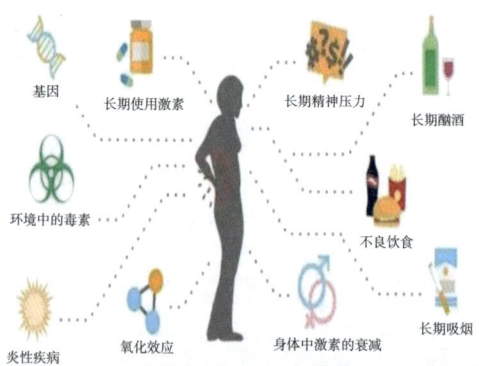

引起骨质疏松的多重因素

10 骨质疏松健康教育指导

• 骨质疏松的临床表现

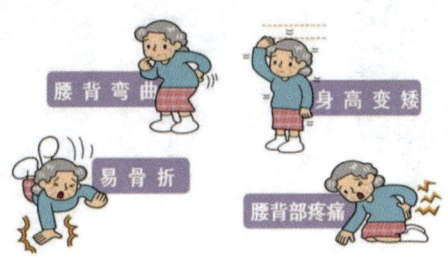

• 骨质疏松的治疗

1. 药物治疗。

（1）钙剂：可改善骨矿化、减缓骨量丢失；各种钙剂中，以碳酸钙较好。钙剂吸收正常，每日给1.0~1.5g即可。口服钙剂后应鼓励多饮水，以防尿路结石。

（2）维生素D：促进钙吸收，有利于骨骼健康、增强肌力、降低再骨折风险。

（3）性激素：适用于绝经期前后的妇女。雌激素用量要适当。

（4）降钙素：可减少骨吸收，应以钙剂联合使用，其副作用小，偶有恶心、呕吐。用降钙素时应补足钙量。

2. 康复治疗。

以运动为主，适当的运动能减轻因骨质疏松引起的疼痛，提高肌肉力量，改善平衡功能，可以从提高骨密度和预防跌倒两方面预防骨折。如太极、八段锦、跑步、跳舞等。

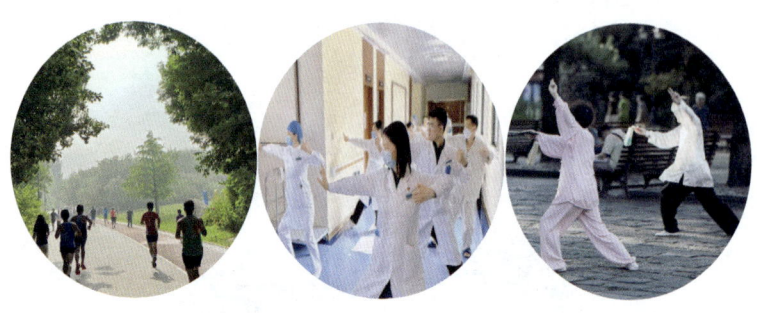

• 骨质疏松的饮食调护

1. 肝肾阴虚型：中医调护以补养肝肾，滋阴清热为原则。患者的饮食应以滋补肝肾的高营养食材为主，如牛奶、鸡蛋、骨头汤、紫河车、甲鱼、银耳、芝麻、栗子等，应注意饮食忌辛辣等刺激性食物。也可选择滋补肝肾的药膳粥品，如枸杞羊肉粥、首乌鸡蛋汤、羊肾黑豆杜仲汤等。

2. 脾肾阳虚型：中医调护以温补脾肾，强壮筋骨为原则。饮食应以补肾阳、益精髓的食物为主，如枸杞子、核桃仁、栗子、豇豆、韭菜、羊乳、羊肉、鳝鱼、鳗鱼、海参、海虾、淡菜等。可采用羊脚杜仲汤、磁石肾羹、羊脊骨羹、羊肾苁蓉羹、地黄虫草炖老鸭等药膳。

3. 肾气不固型：中医调护当以固肾气为原则。饮食应以补肾固精的食物为主，如黑芝麻、胡桃仁、山药、鹌鹑、羊肉、牛肉、狗肉、兔肉、鸡肉、大枣、香菇、黑米等。药膳以补肾壮阳、强筋健骨为主，可采用肉苁蓉羊肉粥、胡桃仁粥、山药茯苓粥、白果莲子炖乌鸡、当归生姜羊肉汤、五味龙眼洋参茶等。

4. 气血亏虚型：中医调护当以补益气血为原则。饮食应以补气血、养精髓的食物为主，如猪肉、牛肉、鸡肉、羊肝、大枣、甲鱼、海参、竹笋、菠菜、芥菜、山药、红枣、桂圆、阿胶等。可选择补肾填精、益气养血的药膳，如当归参鸡汤、参归山药猪腰、火腿烧海参、参芪龙眼粥、五子羊肉汤、山丹桃仁粥等。

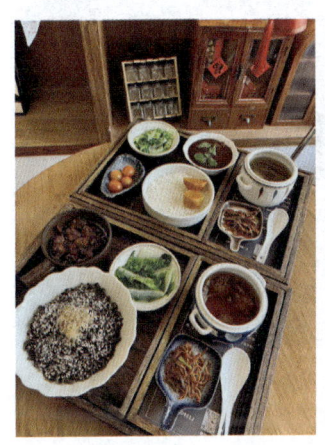
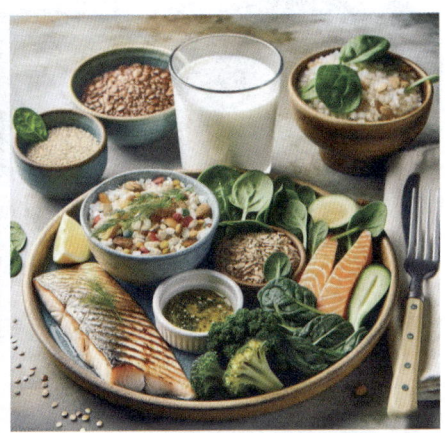

• 骨质疏松的预防

生活方式的调整。

（1）戒烟限酒，避免过量饮用咖啡和碳酸饮料，减少服用影响骨代谢的药物。

（2）均衡膳食：加强营养，多摄入富含钙、低盐和适量蛋白质的食物。

（3）充足日照：建议尽可能地暴露皮肤于阳光下15~30分钟，每周2次。

（4）适当锻炼：每周适当锻炼3次，每次至少30分钟。

（5）预防跌倒：加强自身和环境的保护措施，采取各种预防跌倒措施。如合身舒适的衣服，防滑的鞋子，熟悉的环境，在浴室墙壁上安装扶手，避免在湿滑不稳的路面行走。

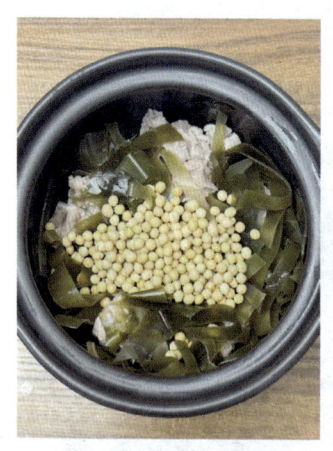 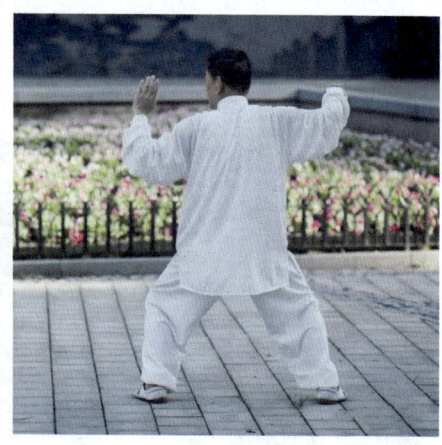

● 注意事项

1. 众多的临床药物实验表明，钙剂不能作为单独或者联合治疗骨质疏松的药物，只能作为基本辅助药物，补钙不能代替其他抗骨质疏松药物。

2. 骨质疏松症治疗周期较长，应按照医嘱全程坚持治疗，过早停药、不规律用药或片面用药将达不到预防骨折和提高生活质量的作用，会影响治疗效果。

3. 要定期随访监测，在治疗期间应按照医嘱复查，评估发生骨质疏松性骨折的风险。

11 肩周炎健康教育指导

• 什么是肩周炎

肩周炎,也称五十肩、漏风肩、凝肩等,是粘连性肩关节囊炎和冻结肩,目前,国际上实际通用的诊断是将不明原因的"肩周炎"称为冻结肩,将由外伤及手术等原因导致的"肩周炎"称为肩关节僵硬。

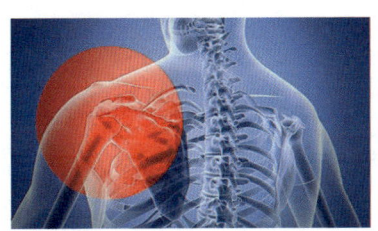

• 肩周炎的症状

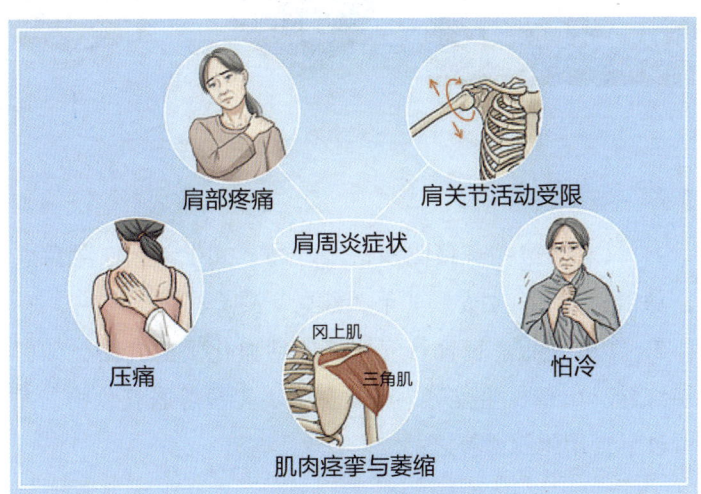

• 肩周炎怎么就医

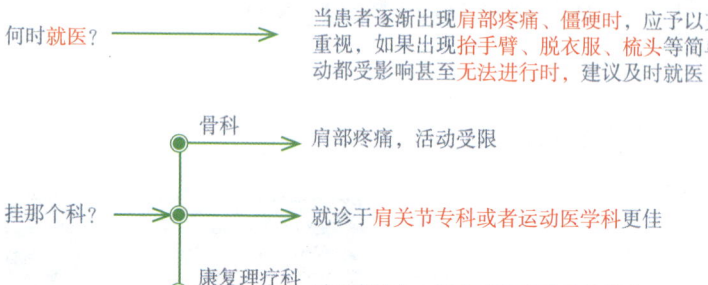

何时就医？ → 当患者逐渐出现肩部疼痛、僵硬时，应予以充分重视，如果出现抬手臂、脱衣服、梳头等简单活动都受影响甚至无法进行时，建议及时就医

挂那个科？
- 骨科 → 肩部疼痛，活动受限
- → 就诊于肩关节专科或者运动医学科更佳
- 康复理疗科 → 对于有针灸、推拿等理疗需求的患者

• 饮食调护

手术当天饮食宜清淡、易消化，如稀饭、烂面、软饭等。

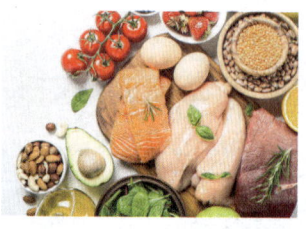 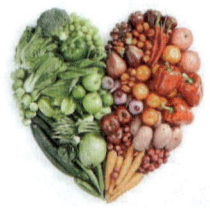 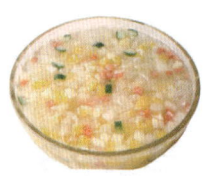

• 辨证施食

1. 风寒湿痹：宜食驱寒祛湿之品，如牛羊肉、鲤鱼、洋葱、辣椒、红枣、生姜、韭菜、豇豆、橘子、荔枝等。

2. 气血凝滞：宜食行气止痛、活血化瘀的食品，如白萝卜、红糖、山楂、生姜等，少食甜食、土豆等胀气食物，尤其不可过早食用肥腻滋补之品。

11　肩周炎健康教育指导

• 用药指导

1. 遵医嘱指导患者正确服药，避免误服、漏服。
2. 遵医嘱指导患者中药汤剂宜饭后30分钟温服，中药汤剂服药前后1小时忌生冷寒凉之品，服药期间忌饮茶、忌食辛辣刺激油腻之品。
3. 做好服药后的效果观察，如有异常及时告诉医护人员。

• 舒畅情志

1. 注意调摄、平淡情志，避免七情过激和不良刺激，保持情绪稳定、平和、乐观开朗。
2. 鼓励患者表达内心感受，给予心理支持。
3. 指导患者掌握自我排解不良情绪的方法，如谈心释放法、转移法。

• 功能锻炼

1. 钟摆运动：上身微弯，双脚分开一前一后，患侧上肢自然下垂。手臂做：①前后摆动。②左右摆动。③顺时针旋转。④逆时针旋转运动。

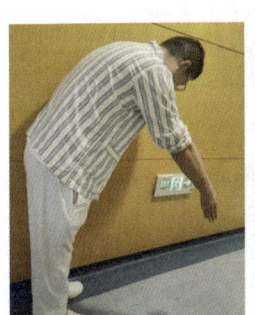 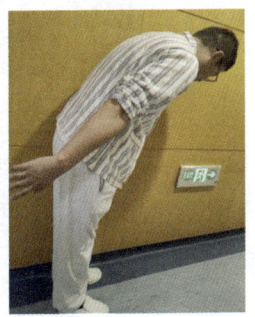

2. 爬墙运动：身体面向墙壁，用手指向上爬动，逐渐抬高手臂，同时身体移动靠墙至不舒适为止，然后将手放下。身体侧向墙壁做爬墙运动。

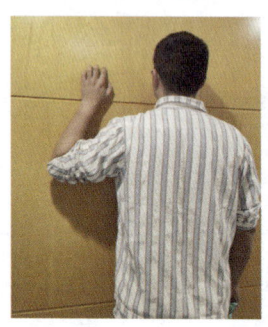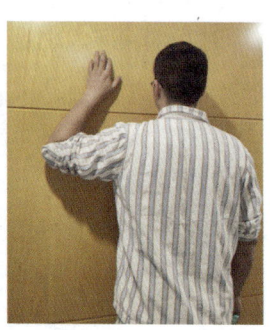

3. 摸耳运动：患侧手臂抬起，通过头顶，摸向对侧耳朵，摸到嘴角。

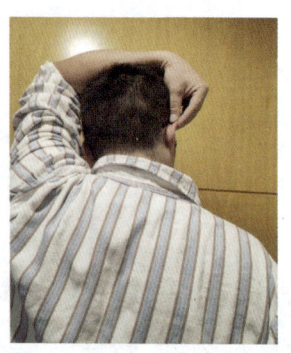

4. 擦背运动：将长毛巾或绳子置于背后，患侧在下方（臀部），健侧在肩上，分别抓住毛巾或绳子两端，做类似擦背动作，上下滑动。

11 肩周炎健康教育指导

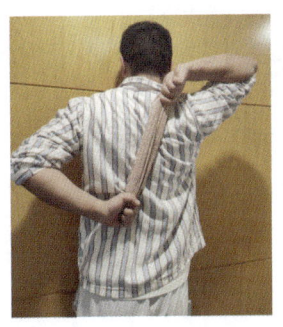

5. 旋肩运动：患者站立，患肢自然下垂，肘部伸直，患臂由前向上向后划圈，幅度由小到大，反复数遍。

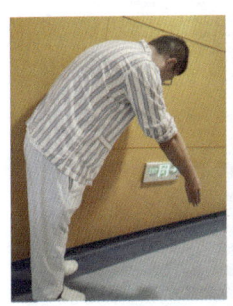 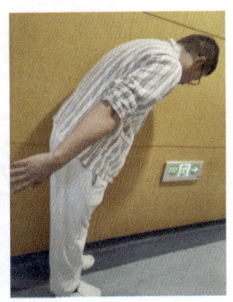

6. 体后拉手。

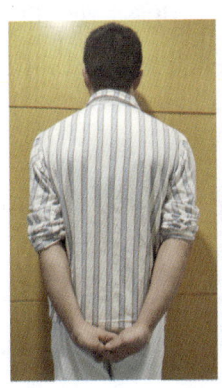 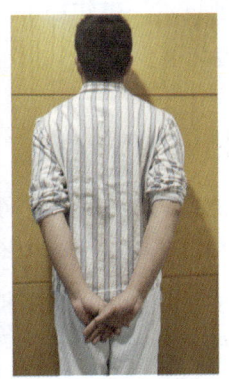

 膝关节前交叉韧带修复术后健康教育指导

前交叉韧带起自胫骨髁间隆起的前方内侧，与外侧半月板的前角愈合，斜向后上方外侧，纤维呈扇形附着于股骨外侧髁的内侧。

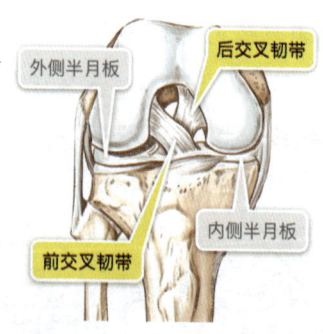

• 何谓前交叉韧带修复术

利用微创技术，重建韧带及其功能，使切口更小，对骨折断端血供的破坏更少，减少术后并发症，使患者康复更快。

• 起居调护

1. 戒烟酒：香烟中的尼古丁进入血液，能使小血管痉挛，导致血液循环缓慢，影响术后康复。
2. 下床活动时需要家属陪护，注意防跌倒。
3. 正确使用膝关节支具。

12 膝关节前交叉韧带修复术后健康教育指导

● **饮食调护**

手术当天饮食宜清淡、易消化，如稀饭、烂面、软饭等。

● **辨证施食**

1. 血瘀气滞证：宜食行气止痛、活血化瘀的食品，如白萝卜、红糖、山楂、生姜等，少食甜食、土豆等胀气食物，尤其不可过早食用肥腻滋补之品。

2. 瘀血凝滞证：宜进活血化瘀的食品，满足骨痂生长的需要，加以骨头汤、鸽子汤等高蛋白食物。

3. 肝肾不足证：宜进滋补肝肾、补益气血的食品。如鱼、虾、肉、蛋、牛奶，新鲜蔬菜和水果。适量食用榛子、核桃等坚果类食物以补充钙的摄入及微量元素。

● **用药指导**

1. 遵医嘱指导患者正确服药，避免误服、漏服。

2. 遵医嘱指导患者中药汤剂宜饭后30分钟温服，中药汤剂服药前后1小时忌生冷寒凉之品，服药期间忌饮茶、忌食辛辣刺激油腻之品。

3. 做好服药后的效果观察，如有异常及时告诉医护人员。

● **舒畅情志**

1. 注意调摄、平淡情志，避免七情过激和不良刺激，保持情绪稳定、平和、乐观开朗。

2. 鼓励患者表达内心感受，给予心理支持。

3. 指导患者掌握自我排解不良情绪的方法，如谈心释放法、转移法。

• 康复指导

康复训练需准备：①双拐。②膝关节支具（术后即开始佩戴到6周后）。③医用冰热敷袋（训练前热敷10分钟，训练后冰敷10分钟）。

以下锻炼在术后1周内进行，且均需在石膏固定的前提下开始。

1. 踝泵训练（促进下肢血液循环，防止血栓形成）：平躺于床上，下肢伸展，大腿放松，将脚尖缓缓内勾，尽力使脚尖朝向自己，至最大限度时保持3秒，然后脚尖绷直下压，至最大限度时保持3秒，然后放松。每天300次。

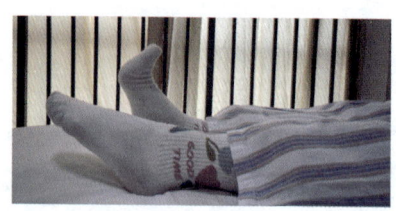

2. 直腿抬高训练（锻炼四头肌肌力）：患肢抬高至大腿与水平面呈10°~30°夹角，膝关节绷直，脚背背伸，使小腿肌肉紧张。每日300次。

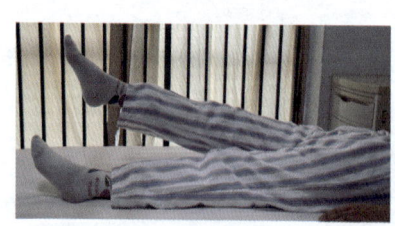

12 膝关节前交叉韧带修复术后健康教育指导

3. 下压膝关节：患者平躺在床上，自然伸直腿后。尽量使膝盖后方贴着床，每次坚持5~10秒。重复多做几次，一般每天不少于100次。

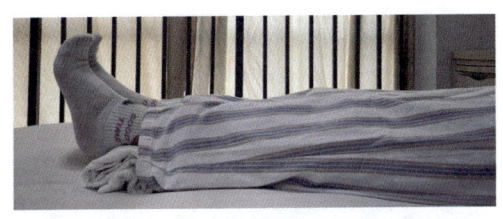

4. 股四头肌收缩与放松训练：坐于床上，双腿保持伸直，用力反复绷紧和放松大腿前方的肌肉。在不增加膝关节疼痛感的前提下，收缩维持5秒，放松2秒。每日300次。

5. 髌骨松动训练：在膝关节放松的情况下，用手掌推住髌骨边缘，分别向上、下、左、右4个方向缓慢用力推动髌骨，达到能推倒的极限位置。每个方向推到最大活动幅度时保持5秒。每日15次。

6. 侧卧直抬腿训练：侧躺后，向身体侧方抬起腿。每日300次。

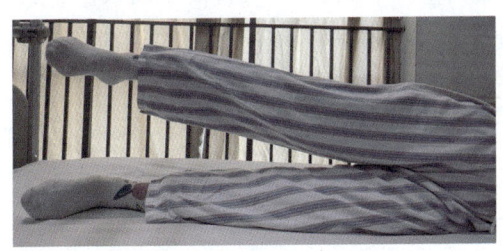

术后2~4周：继续坚持并加强以上练习，同时增加以下锻炼：屈膝训练，包括被动和主动。

1. 被动弯曲膝关节：利用支架的开关，每1~2天在逐渐增加弯曲角度的前提下,家属用力掰患者小腿,或利用另一条腿压紧弯曲手术的关节,在逐渐增加弯曲角度的同时增加弯曲次数,直到很轻松的弯曲到90°。

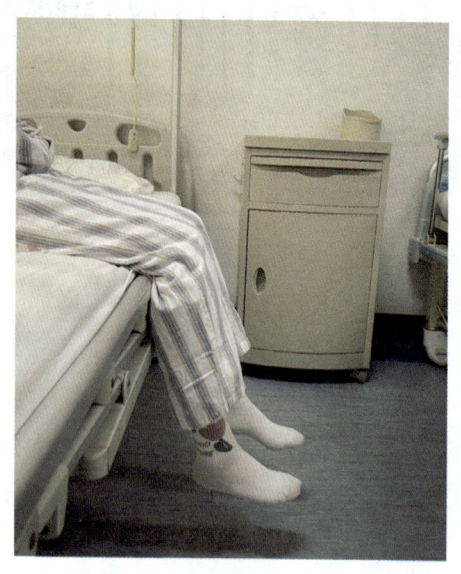

2. 主动弯曲并伸直膝关节:仰卧垫高或在床上,坐姿自然弯曲及垂腿(适用于0°~90°屈膝)10~20分钟,训练后冰敷20分钟。(好的那条腿可以辅助患肢做屈膝训练)

术后6周后:逐渐增加弯曲角度到120°,并开始股肌肉力量的锻炼,利用弹力带、沙袋等进行所有前面的锻炼,增加锻炼的难度及阻力。

建议:术后3个月后开始使用健身器械进一步锻炼肌肉力量,如靠墙半蹲、蹲马步及弓步压腿等运动;术后1年开始剧烈运动。

13 血气胸健康教育指导

• 什么是血气胸

血气胸是指由各种原因引起的胸腔内出血和积气，导致血液和气体在胸腔内蓄积，并压迫肺组织，引起呼吸功能不全、呼吸困难，甚至低血压等一系列症状的疾病。

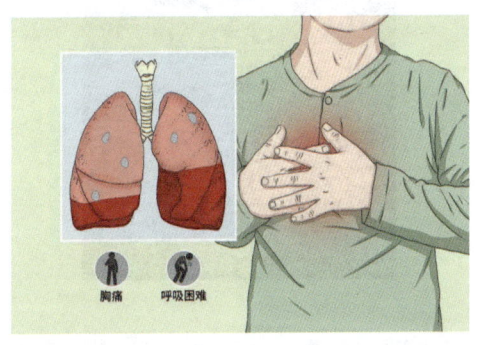

• 胸腔闭式引流术

适应证：中等量以上的气胸、长期气胸、张力性气胸、血气胸等。

手术过程：在局部麻醉下切开胸壁，将引流管插入胸腔，排出气体和血液，并注入生理盐水和药物以封闭伤口。

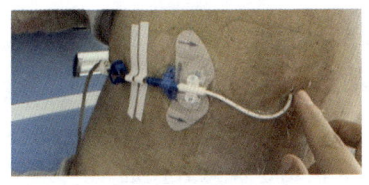

术后护理。

1. 合适的体位：以斜坡（床头抬高45°~60°，床尾抬高10°）卧位为宜，以利于胸腔内积液流出，避免引流管受压，早期下床活动不仅可以预防术后并发症，还有利于引流，早期拔管，减轻痛苦。

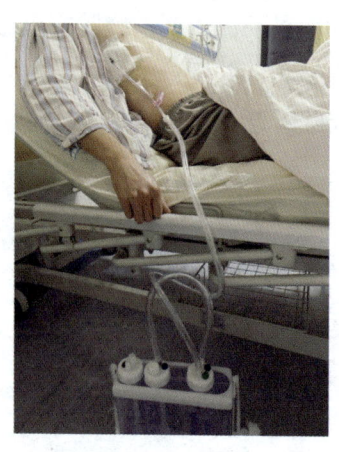

2. 鼓励患者进行有效咳嗽和深呼吸运动，利于积液排出，恢复胸膜腔负压，使肺扩张。

● 预防与调护

1. 戒烟酒，吸烟会增加血气胸发生及复发的风险。
2. 有呼吸困难等症状时及时就诊，应随访至血气胸完全吸收为止。
3. 未完全缓解时应避免重体力劳动及乘坐飞机，禁止进行潜水、跳水等活动。
4. 适寒温，预防外感，保持良好情绪。
5. 多食粗纤维食物，保持大便通畅。

13 血气胸健康教育指导

● 辨证施食

1. 淤血阻滞证：可食用一些具有改善气血、治疗淤血的食物，如生山楂、油菜、黑豆、黑木耳等，避免寒凉食物，如冰凉饮料、啤酒、海鲜、生冷瓜果等。

2. 肝郁气滞证：宜进食山药、红豆、菠菜、白萝卜等具有行气解郁、健脾、疏肝解郁的食物。

3. 痰热壅肺证：宜进食梨、苦瓜、百合、鸭肉、新鲜蔬菜等清热解毒、润肺止咳的食物，忌辛辣刺激性食物、油腻肥甘食品、烟酒等会加重症状的食物。

4. 肺气不固证：宜进食易于消化、营养丰富的食物，如糯米、大枣、山药等，同时避免食用辛辣刺激的食物，如辣椒、葱姜、冰镇饮料等。

5. 肺肾两虚证：宜进食山药粥、百合莲子汤、桑葚粥、党参红枣乌鸡汤等具有补脾养胃、补肺益肾的食物，多喝水，忌辛辣、生冷食物。

● 用药指导

1. 遵医嘱指导患者正确服药，避免误服、漏服。

2. 遵医嘱指导患者中药汤剂宜饭后30分钟温服，中药汤剂服药前后1小时忌生冷寒凉之品，服药期间忌饮茶、忌食辛辣刺激油腻之品。

3. 做好服药后的效果观察，如有异常及时告诉医护人员。

● 舒畅情志

1. 注意调摄、平淡情志，避免七情过激和不良刺激，保持情绪稳定、平和、乐观开朗。

2. 鼓励患者表达内心感受，给予心理支持。

3. 指导患者掌握自我排解不良情绪的方法，如谈心释放法、转移法。

● **康复指导**

1. 肺功能锻炼：先慢慢吸气，吸到自身觉得吸不了的程度，再慢慢地呼气，重复4~5次，做完之后休息1~2个小时。也可以用吹气球的方式锻炼，先把气球横向和纵向拉一拉，然后慢慢地把气球吹起来，吹到所能承受的极限，再把气球的气放掉。重复4~5次，做完之后休息1~2个小时。

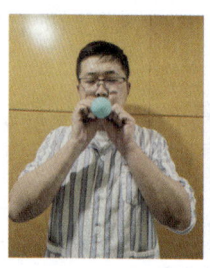 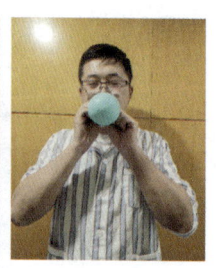

2. 咳嗽训练：先深呼吸，达到一定程度后收腹。然后用力咳嗽几次。

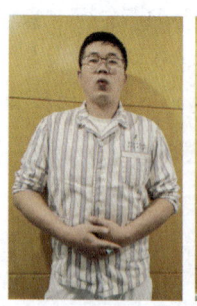 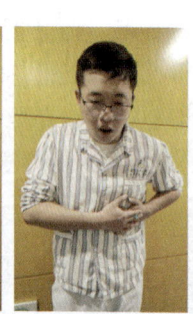 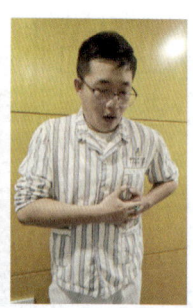

13　血气胸健康教育指导

● 特别提示

1. 在上述锻炼过程中，患者不要强迫自身超出负荷的吸气和呼气，达到自身能耐受的程度即可。
2. 气胸在没有完全康复之前不适合进行锻炼。
3. 避免剧烈运动和打喷嚏等动作。

● 出院后注意事项

1. 饮食护理，多进食高蛋白饮食，适当进食粗纤维食物。

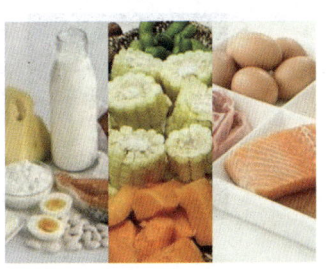

2. 出院后加强体育锻炼，以慢跑为佳。对于气胸患者来说，举重、拔河、速跑、跳舞、打拳等一切有力量爆发性动作的运动都属于禁忌。气胸痊愈后，1个月内避免剧烈运动，避免抬、举重物，避免屏气。
3. 保持大便通畅，2天以上未解大便应采取有效措施。
4. 预防上呼吸道感染，避免剧烈咳嗽诱发气胸的发生。
5. 适当多做深呼吸运动，亦可吹气球，利于肺复张。

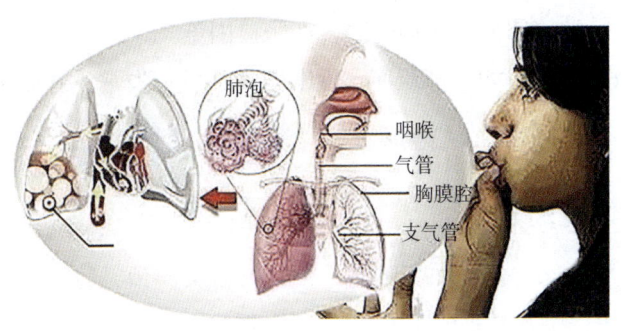

 14 颈椎骨折健康教育指导

• 什么是颈椎骨折

是指颈椎由于受强力过度屈曲、伸展、压缩引起骨折或者脱位,常累及脊髓而造成高位截瘫。

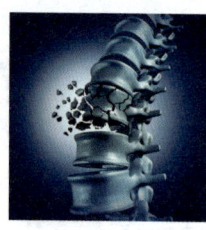 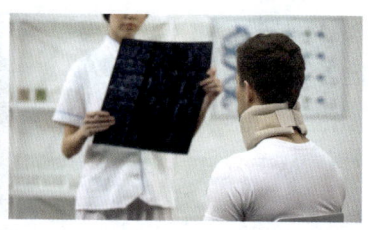

• 主要的临床表现

1. 死亡率高:易因颈髓高位损伤而死于现场或运送途中。
2. 颈部不稳。
3. 颈痛、肌肉痉挛。
4. 颈部活动受限。
5. 被迫体位:活动受限,如张口困难。
6. 其他:如局部压痛、吞咽困难、发音失常,脊髓神经受累等。

• 诱发因素

严重外伤史,如高坠伤,重物打击头、颈、肩、背部,跳水受伤、塌方事故被泥土、矿石掩埋等。

14　颈椎骨折健康教育指导

• 起居调护

术后护理。

1. 正确搬运，协助正确佩戴颈围，至少3人进行搬运，保证头颈中立位。

2. 体位护理：术后6小时内平卧位，两侧沙袋制动，6小时后协助仰卧和45°半侧卧，每1~2小时交替翻身，保持头、颈、胸在同一水平线上，术后第1天摇高床头15°。

3. 饮食护理：术后24~48小时内指导患者多食冷饮，以减轻咽喉部充血性水肿，进食清淡易消化半流质饮食，对于进食少和病情危重患者给予静脉营养支持。

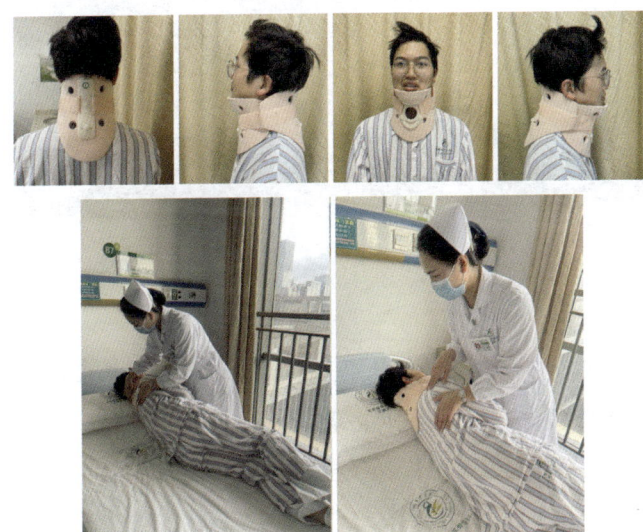

• 辨证施食

1. 风寒痹阻证：宜进食祛风散寒温性食物，如大豆、羊肉、狗肉、胡椒、花椒等。食疗方：当归红枣煲羊肉。

2. 血瘀气滞证：宜进食行气活血的食物，如山楂、木耳、大枣等。食疗方：醋泡花生。

3. 痰湿阻络证：宜进食健脾除湿化痰的食物，如山药、薏苡仁、赤小豆、丝瓜等。食疗方：冬瓜排骨汤。

4. 肝肾不足证：①肝肾阴虚者宜进食滋阴填精、滋养肝肾的食物，如枸杞子、麦冬等。药膳方：虫草全鸭汤。②肝肾阳虚者宜进食温壮肾阳，补精髓之品，如黑豆、核桃、杏仁、腰果等。食疗方：干姜煲羊肉。

5. 血亏虚证：宜进食益气养阴的食物，如莲子、红枣、桂圆等。食疗方：桂圆莲子汤，大枣桂圆鸡汤等。

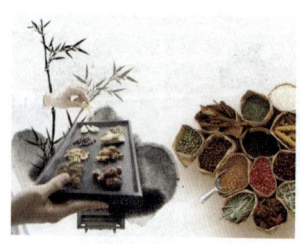 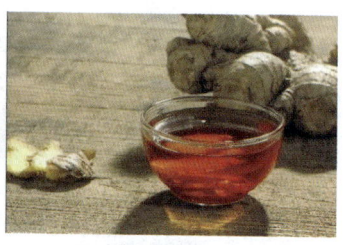

● 并发症预防

1. 颈部血肿：危急并发症，术后48小时，尤其是12小时内观察有无呼吸异常、颈部肿胀等情况，及时报告医生。

2. 喉上和喉返神经损伤：观察是否有声音嘶哑、憋气，进食呛咳等，此时禁食流质饮食。

3. 脊髓损伤加重和神经根损伤：观察四肢的感觉活动和大小便情况，异常及时报告医生处理。

4. 脑脊液漏：术后去枕平卧制动，切口盐袋加压，对头晕、呕吐患者给予床尾抬高30°~45°。

5. 泌尿系统感染的预防：每日饮水量2000mL以上，学习按压法训练反射性排尿功能。

6. 肺部感染预防：深呼吸，有效咳嗽，正确叩击背部排痰。

7. 肌肉萎缩的预防：关节主动和被动运动，肌肉按摩，预防关节僵硬和肌肉萎缩。

● **舒畅情志**

1. 注意调摄、平淡情志，避免七情过激和不良刺激，保持情绪稳定、平和、乐观开朗。

2. 怒伤肝、喜伤心、思伤脾、忧伤肺、恐伤肾，大喜大悲不可取，应保持良好的心情。

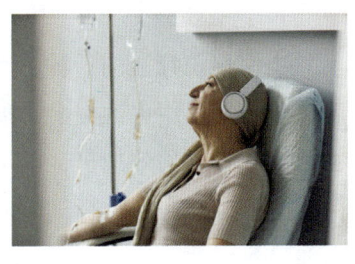

● **功能锻炼**

1. 恢复期进行颈部功能锻炼，保持颈部肌肉的强度及稳定性，要注意持之以恒、劳逸结合、动作缓慢、循序渐进，以不感劳累为宜。

2. 擦颈按摩：取坐位或站位，双手擦颈20~30次。

3. 左顾右盼：头先向左方转动，停留3秒，再向右后方转动，停留3秒，幅度宜大，做30个。

4. 前后点头：把颈尽量前伸，停留3秒，再把颈尽量后伸，停留3秒，做30个。

5. 旋肩舒颈：双手置于两侧肩部，掌心向下，两臂先由后向前旋转20~30次，再由前向后旋转20~30次。

6. 颈项力争：取站位或坐位，双手交叉紧抵枕后，头颈用劲后伸，双手则用劲阻之，颈、臂持续用劲对抗，片刻后放松还原。共做6~8次。

7. 摇头晃脑：取站位或坐位，头颈放松，自然呼吸，缓慢大幅度地转动，顺时针方向转动。

● 特色中医治疗

1. 雷火灸。

中医传统疗法的一种，属于灸的范畴，按八法之性。属于温热疗法，运用火性炎上、善行数变、化积破坚的特性，使药物透皮吸收的功效加倍，以达到治疗目的。具有温肾壮阳、补精益髓、温经通络、行气活血、祛寒除湿、豁痰破瘀、通督止痛的功效。

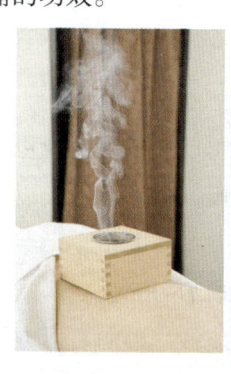 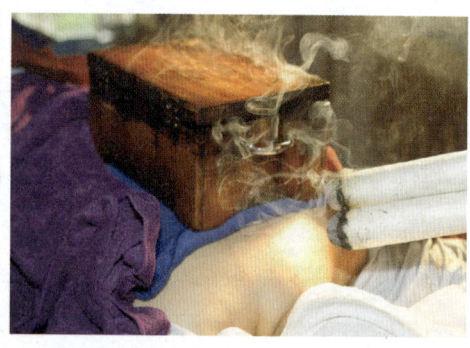

2. 耳穴压豆。

耳穴压豆法是用胶布将药豆准确地粘贴于耳穴处，给予适度的揉、按、捏、压，使其产生酸、麻、胀、痛等刺激感应，以达到治疗目的的一种外治疗法。取穴有神门、肾、心、交感神经。

15 尺桡骨骨折健康教育指导

骨折会给我们的生活带来困扰和不便，出现尺桡骨骨折后应该如何治疗及护理呢？

• 定义

尺骨、桡骨骨折是指尺骨干和桡骨干发生的骨折，可同时发生。由于局部特殊的解剖结构，骨折后易出现骨折错位，且尺骨维持固定较为困难，多见于青少年。

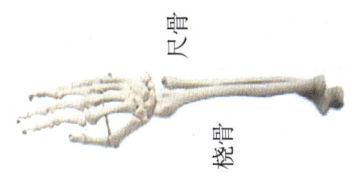

• 临床表现

局部肿胀、畸形及压痛，可有骨擦音及异常活动，前臂活动受限。有时合并正中神经或尺正中神经、桡神经损伤，出现相应症状。

1. 临床常见X线检查。

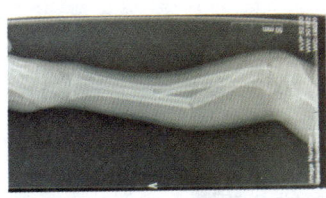 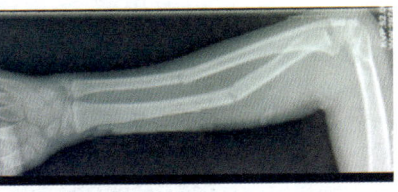

2. 患者会出现疼痛、肿胀、畸形、不敢活动的症状。

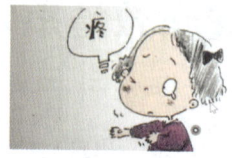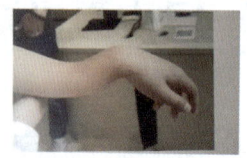

3. 可能损伤前臂神经而出现相应症状。

正中神经——"猿掌"表现为桡侧3个半指掌面皮肤、桡侧半手掌感觉障碍。

尺神经——"爪形手"表现为手掌和手背内侧缘皮肤感觉消失。

桡神经——"垂腕"表现为第1、第2掌骨间背面皮肤感觉障碍。

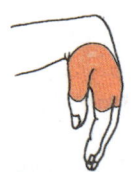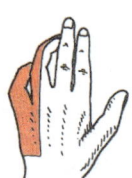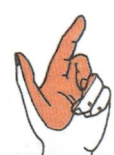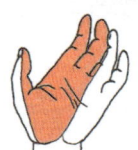

A.桡神经损伤　　B.尺神经损伤　　C.正中神经损伤　　D.正中神经与尺神经合并损伤

• 治疗方法

1. 手法复位+前臂夹板外固定+石膏托外固定。

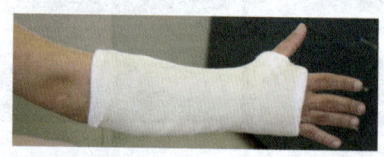

15 尺桡骨骨折健康教育指导

2. 切开复位内固定术。

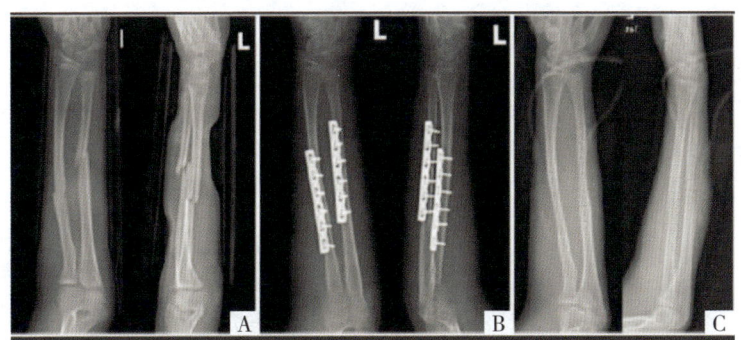

- **术前注意事项**

1. 用肩颈腕吊带承托，抬高患肢，肘关节屈曲70°~90°。
2. 抬高患肢，避免下垂，以免加重肿胀及疼痛。
3. 如出现患肢疼痛加剧、麻木、手指不自觉屈曲、被动牵拉时剧烈疼痛、患肢肿胀、触痛明显、手指末端冰冷或呈紫色，应立即报告医生、护士。

- **起居调护**

1. 戒烟酒，香烟中的尼古丁进入血液，能使小血管痉挛，导致血液循环缓慢，影响术后康复。

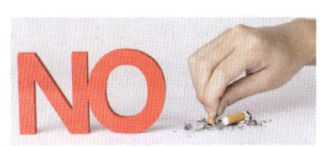

2. 下床活动时需要家属陪护，注意跌倒。
3. 将伤肢用前臂吊带或丝巾悬挂于胸前，抬高患肢。

● 饮食调护

1. 手术当天饮食宜进食清淡、易消化半流质饮食，如稀饭、烂面、软饭等。

2. 术后第2天可加强营养，多吃新鲜水果和蔬菜、瘦肉、木耳、红枣等。

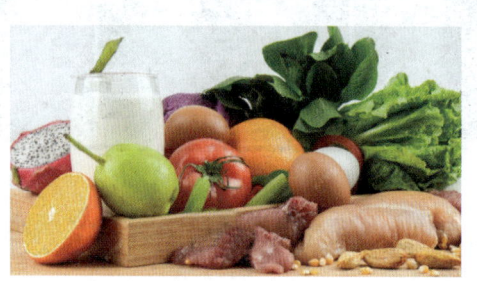

● 用药指导

1. 遵医嘱指导患者正确服药，按时服用，避免误服、漏服。

2. 了解患者有无药物过敏史，遵医嘱指导患者中药汤剂宜饭后30分钟温服，中药汤剂服药前后1小时忌生冷寒凉之品，服药期间忌饮茶、忌食辛辣刺激油腻之品。

3. 做好服药后的效果观察，如有异常及时告诉医护人员。

● 舒畅情志

1. 讲解疾病相关知识，介绍成功案例，保持情绪稳定、平和、乐观开朗。

2. 鼓励患者表达内心感受，消除不安及紧张情绪，给予心

15　尺桡骨骨折健康教育指导

理支持。

3. 指导患者掌握自我排解不良情绪的方法，如谈心释放法、转移法。

4. 鼓励患者家属多给予陪伴及关心，积极配合治疗。

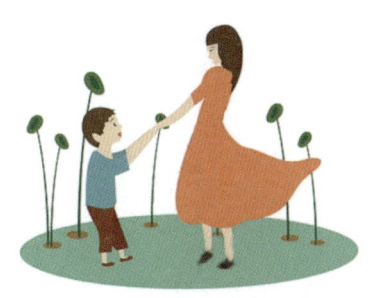

- **康复指导**

术后即可开始直到完全恢复正常之前。

1. 术后当天：麻醉苏醒后即可进行主动或者被动腕关节锻炼、握拳锻炼。

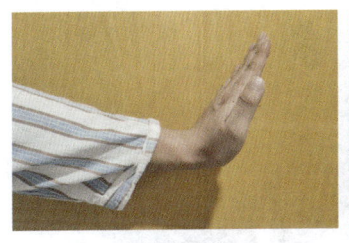

腕关节背伸

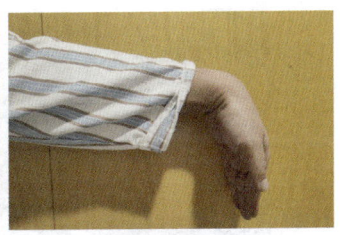

腕关节掌屈

2. 术后第4天：开始进行肩关节及肘关节功能锻炼，并继续第1天腕关节锻炼。肘关节保持90°，健侧手带动患侧手全面活动肩关节。

3. 术后第7天：增加患肢肩部主动屈、伸、内收、外展运动，手指的抗阻力练习，可以捏橡皮泥、拉橡皮筋或弹簧等。

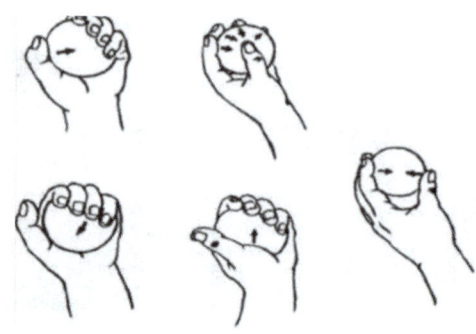

4. 术后第15天：进行肩部周围肌肉力量训练，防止由于制动所造成的肩关节周围肌肉萎缩，以尽快恢复整个肩部功能，主动进行肩关节前屈、后伸、外展、水平内收、水平外展等各方向运动。

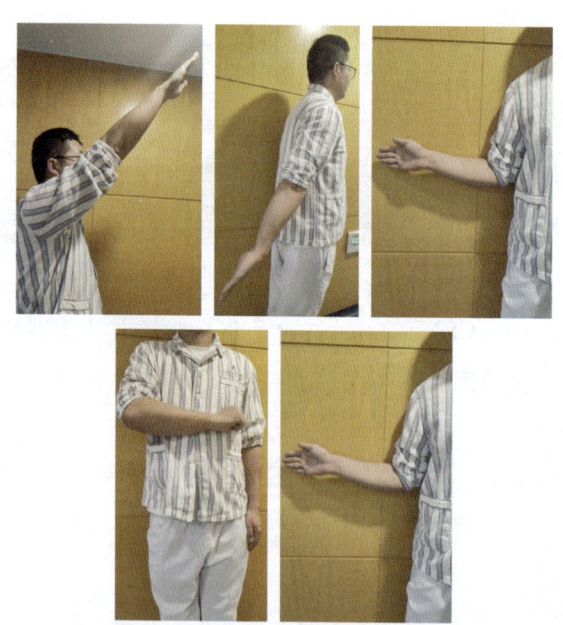

5. 术后4周复查，骨愈合良好情况下进行前臂旋转及手推墙锻炼。

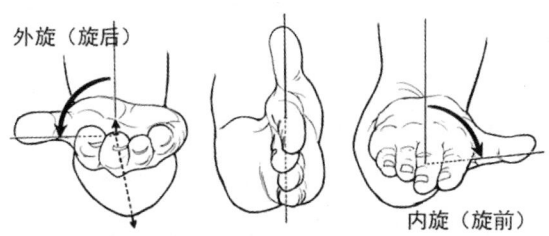

- **术后护理要点**

1. 不要害怕使用止痛药，因为良好的止痛药能使患者更好地活动，使康复更好。

2. 患者行石膏托固定，卧床时患肢垫枕抬高30°~60°，离床活动时，患肢用三角巾悬吊于胸前，待麻醉药消失后便可进行康复运动。

3. 伤口如有引流管，一般情况下在2~3天后拔除。

4. 视病情而定，一般术后3~7天可以出院。

5. 伤口大约每3天换1次药，术后第14天拆线。

- **术后注意事项**

并发症的观察及护理。

1. 骨筋膜室综合征：持续性剧烈的疼痛，皮肤苍白，皮温升高，肿胀明显，感觉麻痹，不能活动，被动伸指时疼痛加剧，动脉搏动减弱或消失。

2. 前臂缺血性肌挛缩。

3. 交叉愈合（尺桡骨间骨性连接）。

4. 骨不连（假关节形成）。

16 肺功能康复训练健康教育指导

• 肺功能康复训练的定义

肺功能康复训练，又称呼吸功能康复训练，是肺疾病患者整体肺功能康复方案的一个重要组成部分。患者开始训练前，必须掌握正确的呼吸技术，此技术训练要点是建立膈肌呼吸，减少呼吸频率，协调呼吸（即让吸气不在呼气完成前开始），调节吸气与呼气的时间比例。

• 呼吸是怎样发生的

1. 通过呼吸肌的活动达到胸腔的扩张和收缩。
2. 气体进入越多，就需要越大的力量改变容积，这也影响在运动状态时机体选择的呼吸方式。

• 呼吸训练的目标

1. 改善换气。
2. 增加咳嗽机制的效率。
3. 改善呼吸肌的肌力、耐力及协调性。
4. 保持或改善胸廓的活动度。
5. 建立有效呼吸方

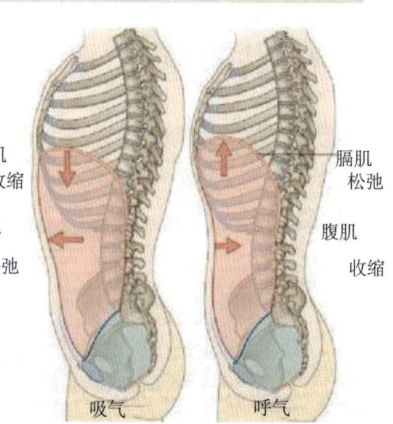

式；促进放松。

6. 教育患者处理呼吸急促。

7. 增强患者整体的功能。

• 肺功能康复的障碍

1. 知识的储备不足。
2. 缺乏人力资源。
3. 态度不佳。
4. 患者不愿活动。
5. 陌生的专业。

• 呼吸肌练习方法

1. 横膈肌阻力训练。

（1）患者呈仰卧位，头稍抬高的姿势。

（2）让患者掌握横膈吸气。

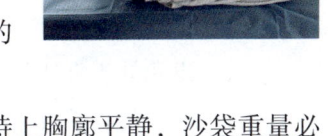

（3）在患者上腹部放置1~2kg的沙袋。

（4）让患者深呼吸的同时保持上胸廓平静，沙袋重量必须以不妨碍膈肌活动及上腹部鼓起为宜。

（5）逐渐延长患者阻力呼吸的同时，当患者可以保持横膈肌呼吸模式且吸气不会使用到辅助肌约15分钟时，则可增加沙袋重量。

2. 吸气阻力训练。

（1）患者经手握式阻力训练器吸气，吸气阻力训练器管径愈窄，则阻力愈大。

（2）每天进行阻力吸气训练数次。每次训练时间逐渐增加到20分钟、30分钟，以增加吸气肌耐力。

（3）当患者的吸气肌力/耐力有改善时，逐渐将训练器的管子直径减小。

3. 膈肌呼吸（腹式呼吸）。

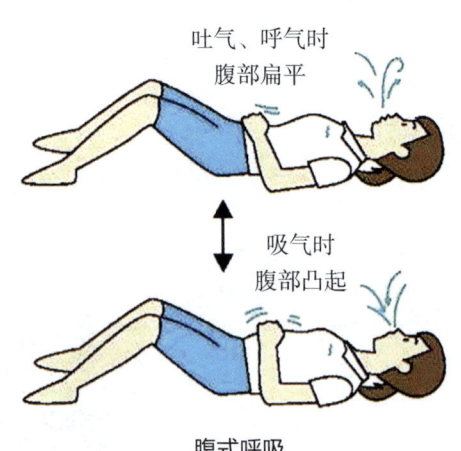

腹式呼吸

方法：

（1）患者处于舒适放松姿势，斜躺坐姿。

（2）治疗师将手放于患者前肋骨下缘的腹直肌上。

（3）让患者用鼻缓慢的深吸气，患者的肩部与胸廓保持平静，只有腹部鼓起。

（4）然后让患者用口呼气，将空气缓慢地排出体外。

（5）重复上述动作3~4次后休息，不要让患者换气过度。

（6）让患者将手指放置于腹直肌上，体会腹部的运动，吸气时手上升，呼气时手下降。

16　肺功能康复训练健康教育指导

（7）当患者学会膈肌呼吸后，让患者用鼻吸气、以口呼气。

（8）让患者在各种体位及活动下练习膈肌呼吸。

4. 吹笛式呼吸（缩唇呼吸）。

指导患者缓慢的深吸气，然后让患者撅起嘴唇做轻松的吹笛式呼气，吸气与呼气的时间比为1∶2或1∶3。

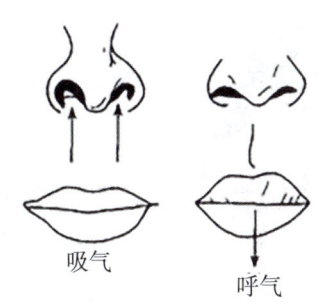

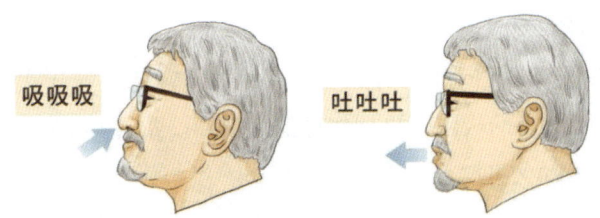

5. 有效的咳嗽训练。

（1）患者处于放松舒适姿势，坐位或身体前倾。颈部稍微屈曲。

（2）患者掌握膈肌呼吸，强调深呼吸。

（3）治疗师示范咳嗽及腹肌收缩。

（4）患者双手置于腹部且在呼气时做3次哈气以感觉腹肌收缩。

（5）患者练习发"K"的声音以感觉声带缩紧，声门关闭及腹肌收缩。

（6）当患者将这些动作结合时，指导患者做深度但放松的吸气，接着做急剧的双重咳嗽，单独呼气时的第2个咳嗽比较有效。

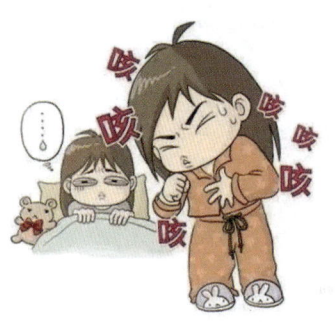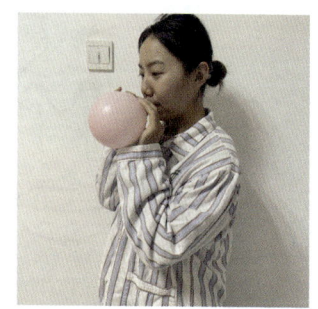

6. 吹气球法。

先把气球横向和纵向拉一拉，然后慢慢地把气球吹起来，吹到所能承受的极限，再把气球的气放掉。重复4~5次，做完之后休息1~2个小时。

● 舒畅情志

1. 注意调摄、平淡情志，避免七情过激和不良刺激，保持情绪稳定、平和、乐观开朗。

2. 鼓励患者表达内心感受，给予心理支持。

3. 指导患者掌握自我排解不良情绪的方法，如谈心释放法、转移法。

16　肺功能康复训练健康教育指导

● **特别提示**

1. 在上述锻炼过程中,患者不要强迫自身超出负荷的吸气和呼气,达到自身能耐受的程度即可。
2. 避免剧烈运动和打喷嚏等动作。

● **出院后注意事项**

1. 饮食护理,多进食高蛋白饮食,适当进食粗纤维食物。
2. 出院后加强体育锻炼,以慢跑为佳。
3. 保持大便通畅,2天以上未解大便应采取有效措施。
4. 预防上呼吸道感染,避免剧烈咳嗽诱发气胸的发生。
5. 适当多做深呼吸运动,亦可吹气球,利于肺复张。

● **肺功能康复训练的意义**

1. 改善运动耐量。
2. 改善呼吸困难感觉。
3. 改善日常生活活动能力。
4. 改善健康相关生活质量。
5. 改善肌肉力量、耐力和质量。
6. 减少住院日数。

17 股骨干骨折健康教育指导

● **什么是股骨干骨折**

股骨干骨折是指股骨转子下2cm至股骨髁上2cm之间发生的骨折。好发于青少年，10岁以下发病儿童约占总数的一半。股骨干是全身最粗管状骨，强度最高，周围有丰厚的肌肉，以内收肌群力量最大，所以容易形成内外成角畸形。股动、静脉走行于内收肌群，股骨干下1/3骨折时容易遭受损伤。常见证型为骨断筋伤气滞血瘀证；病位在大腿。

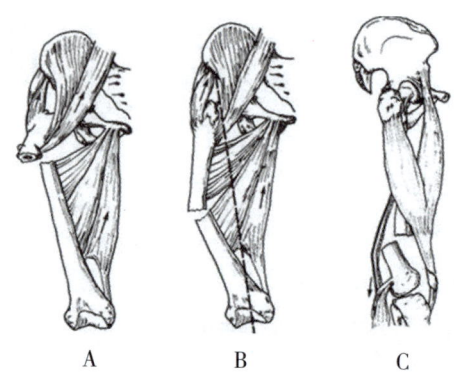

股骨干不同部位骨移位机制
A. 股骨干上1/3骨折；B. 股骨干中1/3骨折；C. 股骨干下1/3骨折

● **股骨干骨折的表现**

股骨干骨折多由严重的暴力引起，骨折后出现大腿剧烈疼痛、肿胀、畸形，及肢体活动受限，不能站立。由于股骨干周

17 股骨干骨折健康教育指导

围有丰富的肌肉,在其后侧有股深动脉支通过,骨折后会大量出血,容易出现休克。在股骨下1/3骨折,骨折远端由于腓肠肌的牵拉及肢体的作用而向后方移位,可能损伤腘动、静脉和腓神经、腓总神经,所以应常规检查肢体远端感觉、运动功能和末梢血液循环状况。分型:股骨干上1/3骨折、股骨干中1/3骨折、股骨干下1/3骨折。

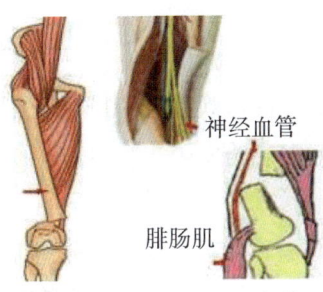

骨折近端受内收肌的牵拉容易出现内收;骨折远端受腓肠肌的牵拉容易出现向后翻转,损伤神经血管

● 治疗方法

1. 非手术治疗。悬吊皮牵引:一般3岁以内的儿童可采用垂直悬吊皮牵引。将双下肢用皮牵引向上悬吊,通过滑轮使臀部悬离床面约10cm,依靠体重作对抗牵引。牵引持续4~5周。骨牵引:对于4岁以上儿童及成人均可采用骨牵引。在牵引时定时进行X线检查,了解骨折的复位情况,并对牵引的重量及方向进行相应的调整。儿童需要4~6周,成人则需要8~12周。

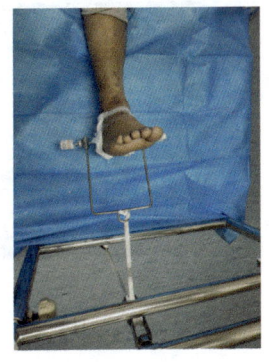

2. 手术治疗。对于不稳定骨折，非手术治疗失败、伴有多发损伤、股动脉损伤需要修补者，不能耐受长期卧床者，病理性骨折目前主要采用手术治疗。其中，股骨干上、中1/3横骨折可用交锁髓内钉固定，优点是可防止短缩或成角畸形；中、下段骨折为防止发生内翻畸形或钢板断裂，可选择加压钢板固定；陈旧性骨折应行骨折端植骨；严重的开放损伤骨折，感染后骨折不连的患者可采用外固定器治疗。

3. 术前指导患者练习床上大小便，正确使用便器，术后监测患者生命体征，密切观察病情变化及伤口渗血情况，加强基础护理，防止并发症的发生。注意观察伤肢肢温、血运、感觉、运动情况。

4. 术后指导患者行股四头肌收缩及踝泵运动，直腿抬高运动，根据情况遵医嘱行伤肢关节功能锻炼及下地负重行走。

● 饮食调护

术前1天指导患者10小时禁食、12小时禁饮；手术当天饮食宜清淡、易消化，如稀饭、藕粉、烂面、软饭等。

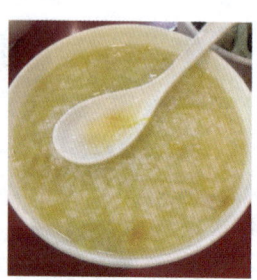
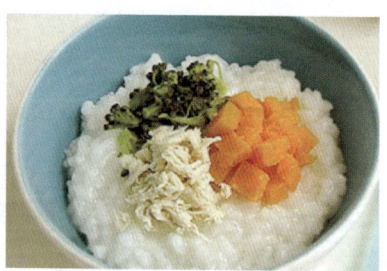

17 股骨干骨折健康教育指导

• 辨证施食

1. 骨折早期：饮食宜进清淡、易消化之品，多食新鲜蔬菜和水果，如青菜、稀饭等。多饮水，忌油腻。

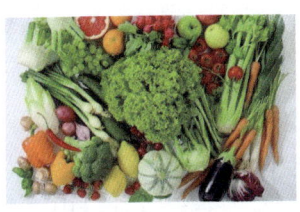 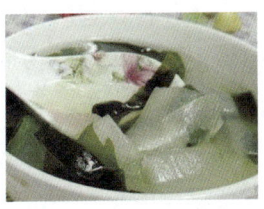

2. 骨折中期：饮食宜进健脾益气之品，如大枣、山药、木耳、牛肉、瘦猪肉、鸡肉等。

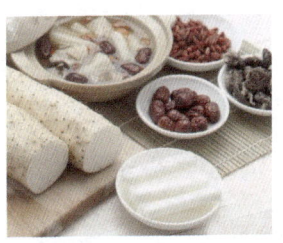

3. 骨折后期：宜进食滋补肝肾之品，如枸杞子、黑芝麻、黑（白）木耳、猪肝、猪肾、骨头汤等。忌生冷、寒凉肥腻辛辣刺激之品。

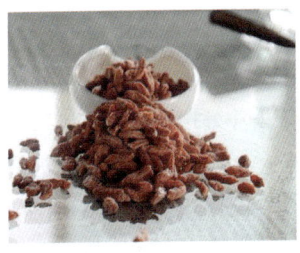 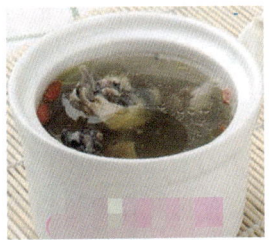

• 用药注意事项

1. 内治法：遵医嘱正确服药，骨折早期选用伤一号合剂，活血化瘀，消肿止痛，通络接骨。骨折后期选用伤四号合剂，调补气血，补肝肾，健脾和胃，强筋壮骨。骨折患者多用活血化瘀、理气止痛之药物，指导患者饭后温服，服药前后禁食酸冷辛辣刺激的食物。

2. 外治法：用骨科外用粉局部外敷，穴位贴局部外贴，用药期间观察局部皮肤有无过敏反应，如有立即停用，并报告医生给予对症处理。

• 情志调理

1. 注意调摄、平淡情志，避免七情过激和不良刺激，保持情绪稳定、平和、乐观开朗。

2. 鼓励患者表达内心感受，给予心理支持，协助患者解决生活所需。

3. 指导患者掌握自我排解不良情绪的方法，如谈心释放法、转移法。

4. 患儿的心理护理，尽量减少侵袭性操作，家属全天陪护，6岁以上患者，鼓励其与同学及老师联系，允许患儿同学探视，护士多关注患儿，采取一定的说话技巧，鼓励患者建立信心，早日康复。

5. 家长的心理护理，告知家长，自身态度、行为对孩子的心理、行为有着十分重要的影响，通过解释、安慰消除家长的心理障碍，使患儿在家长的呵护下早日康复。

17 股骨干骨折健康教育指导

• 非手术治疗功能锻炼

1. 儿童股骨干骨折的护理。

（1）炎性期（1~7天）：术后第1天开始，患儿以卧床为主，不负重，练习股四头肌的等长收缩。练习方法：患肢伸直，绷紧足尖，每次收缩3~5分钟后放松，反复练习数十次，3~4次/天，同时练习踝泵运动，踝关节的背伸，避免足下垂。

（2）骨痂形成期（7~28天）：患儿逐渐从不负重过渡到部分负重行走，让患儿用患肢轻踩体重秤5kg左右的重量，反复感受此时患肢承受的力量，在床边扶拐站立5~10分钟，逐渐延长时间，行走时，患肢前伸，重心前移，单拐行走时，拐的支撑与患肢保持一致。

（3）骨痂成熟期（4~6周）：继续部分负重训练。逐渐过渡到完全负重。直至患肢负重的重量相当于自身的体重。方法：单腿逐渐负重，直至单腿能够负担全身重量后逐渐弃拐，按时来院复诊。

2. 小儿悬吊牵引的护理。

儿童垂直悬吊牵引时应经常检查血液循环和感觉有无异常，以防止并发症（小腿缺血性挛缩、皮肤破溃、溃疡）。两腿的牵引重量要相等，一般3~4kg，不能随意增、减牵引重量。密切观察牵引肢体的血运、肤温、足背动脉搏动情况、足趾颜色，倾听小儿主诉等。定时测量肢体长度和床旁X线检查，了解牵引是否合适。

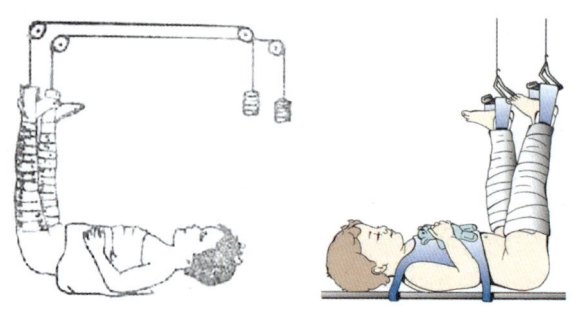

3. 成人骨钉牵引的护理。

①保持有效的牵引：抬高床头，保持牵引轴线与股骨干纵轴成一直线，牵引锤悬空，不能触地或靠在床架上，患足勿蹬床栏。②定期测量下肢长度和力线，以免造成过度牵引和骨端旋转。③观察牵引针是否移位，每日进行针眼牵引、观察及护理。④观察肢端血液循环、皮肤颜色、肤温、足背动脉搏动情况，毛细血管充盈情况、足趾活动及患者主诉。⑤预防腓总神经损伤：下肢垫软枕，防止腓总神经受压，经常检查足背伸功能，并询问患者有无异常感觉。⑥预防压疮：保持床铺平整、干燥、无碎屑，发现潮湿及时更换，排尿、排便后及时清洗擦净；卧气垫床，受压部位行软枕或水囊减压，定时按摩受压部位皮肤。⑦便秘者，可按摩腹部或遵医嘱服用缓泻药物。大便失禁者，做好会阴部护理。⑧保持呼吸道通畅，定时拍背，鼓励患者咳嗽、排痰，预防坠积性肺炎。

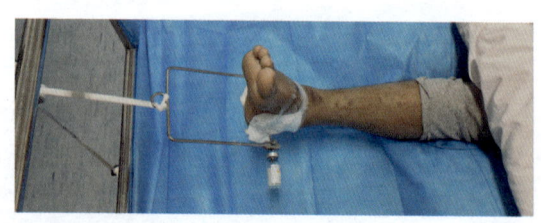

17 股骨干骨折健康教育指导

• **健康教育**

1. 向患者介绍疾病的相关知识，股骨干骨折常采用保守疗法，多采用牵引疗法。成年人骨牵引，老人及小儿一般选择皮牵引。

2. 做好患儿家长解释，3岁以内的小儿股骨干骨折必须行双腿悬吊牵引，强调维持正确牵引体位的重要性及保持有效牵引的方法。牵引时，小儿臀部必须离开床面，才能起到牵引的作用。

3. 在卧床牵引期间，家长应在旁守护，防止意外，必要时加以约束，牵引时，小儿应取仰卧位，家长喂食时应注意安全，保持床铺清洁、干燥，尿、便污染应及时更换。

4. 小儿骨折愈合较快，牵引时间一般4~6周，床上活动，患肢不能负重。

5. 成人骨牵引，取得患者配合，保持外展中立位，不能随意增减牵引重量。

6. 应教会患者正确挂拐，患肢3个月不负重，3个月后参阅X线片，骨折愈合后患肢可负重。

 锁骨骨折健康教育指导

● 什么是锁骨骨折

锁骨骨折在肩部创伤中最为常见，多指由间接的暴力外伤导致的锁骨完整性和连续性中断。

锁骨是上肢与躯干的连接和支撑装置，呈"S"形，内侧2/3凸向腹侧，且有胸锁乳突肌和胸大肌附着，外侧1/3凸向背侧，且有三角肌和斜方肌附着。锁骨后方有锁骨下血管、臂丛神经穿过，因此，锁骨骨折时可引起局部肿胀、瘀斑、疼痛及活动障碍，同时可导致神经血管损伤。锁骨具有2个弯曲的长骨，位置表浅，桥架于胸骨与肩峰之间，是肩胛带与躯干的唯一骨性联系。

锁骨骨折多发生于儿童和青壮年。常见证型为骨断筋伤气滞血瘀证；病位在肩部。

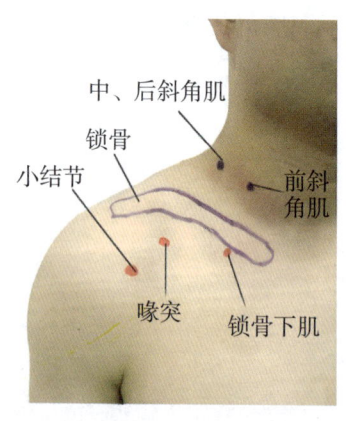

18　锁骨骨折健康教育指导

• 锁骨骨折的表现

患者主要表现为颈肩部肿胀、瘀斑、疼痛。当肩部受力时疼痛症状加重,为减轻疼痛,患者常用健侧手托住受伤侧的前臂及肘部。可能会伴发锁骨下动脉及臂丛神经损伤。所以应常规检查肢体远端感觉、运动功能和末梢血液循环状况。

锁骨骨折按解剖部位分为三型:

Ⅰ型锁骨骨折:锁骨中1/3骨折。此型最为多见,约占锁骨骨折的80%,有典型的骨折位移和畸形。

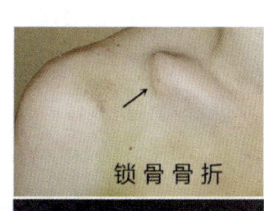

锁骨骨折

Ⅱ型锁骨骨折:锁骨外侧1/3骨折。最少见,骨折多无明显移位。

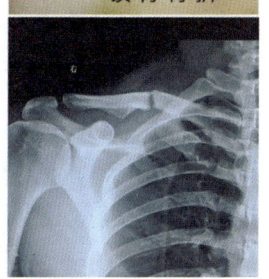

Ⅱ型a型:骨折断端在喙突和喙锁韧带的内侧,锁骨干向近端移位。

Ⅱ型b型:伴喙锁韧带损伤。

Ⅲ型锁骨骨折:锁骨内侧1/3骨折。为较大暴力所引起,根据具体损伤位置不同,可能会出现移位。

• 治疗方法

1. 非手术治疗。

锁骨骨折需要满足以下条件。

(1)锁骨骨折为闭合性,无明显开放性伤口。

(2)骨折位置良好,骨折移位轻微。

(3)轻度移位可通过手法复位和锁骨带固定治疗。

保守治疗过程一般使用颈腕吊带制动。需观察固定带、血运和感觉情况，定期进行X线检查。在愈合后3个月左右可适当进行肩关节功能锻炼。

2. 手术治疗。

对于不稳定骨折、非手术治疗失败、伴有多发损伤、重度移位或存在开放性损伤需进行手术治疗并内固定，以防止骨折部分对接不良。①髓内固定：适用于破坏较小的骨折，优势在于其对软组织不做过多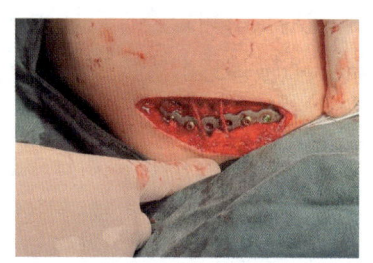的剥离，增加骨愈合的概率，不会对锁骨做出过多的破坏。②接骨板固定：接骨板固定锁骨骨折仍然是治疗的"金标准"。优势在于，其可对横行骨折进行加压；可以对复杂骨折进行固定；有效控制旋转，固定牢固，同时接骨板通常不需要取出。③克氏针、螺钉经肩峰固定：由于其价格低廉，创伤小，内固定取出简便等优点，已经是一种开展范围较广的治疗方法。④锁骨钩接骨板固定：其实是一种间接的固定方式，优点在于固定物放置容易、可较为准确的复位、内固定物相对稳定，较于克氏针其不易发生滑移。

3. 术前指导患者练习床上大小便，正确使用便器，术后监测患者生命体征，密切观察病情变化及伤口渗血情况，加强基础护理，防止并发症的发生。注意观察伤肢肢温、血运、感觉、运动情况。

4. 术后指导患者行握拳屈肘运动，根据情况遵医嘱行伤肢关节功能锻炼。

18　锁骨骨折健康教育指导

● 饮食调护

术前1天指导患者10小时禁食、12小时禁饮；手术当天饮食宜清淡、易消化，如稀饭、藕粉、烂面、软饭等。

● 辨证施食

1. 骨折早期：饮食宜进清淡、易消化之品，多食新鲜蔬菜和水果，如青菜、粥、橙子等。多饮水，忌油腻。

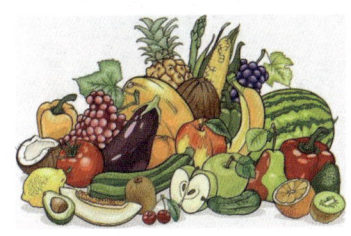 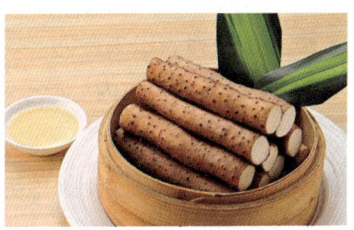

2. 骨折中期：饮食宜进健脾益气之品，如山药、木耳、牛肉、瘦肉、鸡胸肉等。

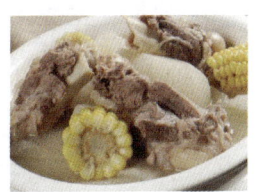

3. 骨折后期：宜进食滋补肝肾之品，如枸杞子、黑芝麻、黑（白）木耳、猪肝、猪肾、骨头汤等。忌生冷、寒凉肥腻辛辣刺激之品。

● 用药注意事项

1. 内治法：遵医嘱正确服药，骨折早期选用伤一号合剂，活血化瘀，消肿止痛，通络接骨。骨折后期选用伤四号合剂，调补气血，补肝肾，健脾和胃，强筋壮骨。骨折患者多用活血化瘀、理气止痛之药物，指导患者饭后温服，服药前后禁食酸冷辛辣刺激的食物。

2. 外治法：用骨科外用粉局部外敷，穴位贴局部外贴，用药期间观察局部皮肤有无过敏反应，如有立即停用，并报告医生给予对症处理。

● **情志调理**

1. 注意调摄、平淡情志，避免七情过激和不良刺激，保持情绪稳定、平和、乐观开朗。

2. 鼓励患者表达内心感受，给予心理支持，协助患者解决生活所需。

3. 指导患者掌握自我排解不良情绪的方法，如谈心释放法、转移法。

4. 患儿的心理护理，尽量减少侵袭性操作，家属全天陪护，6岁以上患者，鼓励其与同学及老师联系，允许患儿同学探视，护士多关注患儿，采取一定的说话技巧，鼓励患者建立信心，早日康复。

5. 家长的心理护理，告知家长，自身态度、行为对孩子的心理、行为有着十分重要的影响，通过解释、安慰消除家长的心理障碍，使患儿在家长的呵护下早日康复。

● **功能锻炼**

锁骨受外力作用时易发生骨折，治疗上包括保守治疗和手术治疗，不管是保守治疗还是手术治疗，均需要进行积极的功能锻炼。

18 锁骨骨折健康教育指导

功能锻炼能够促进骨折愈合，避免肩关节肌肉萎缩和周围关节僵硬。

锻炼方法：

步骤一：无负重功能锻炼。

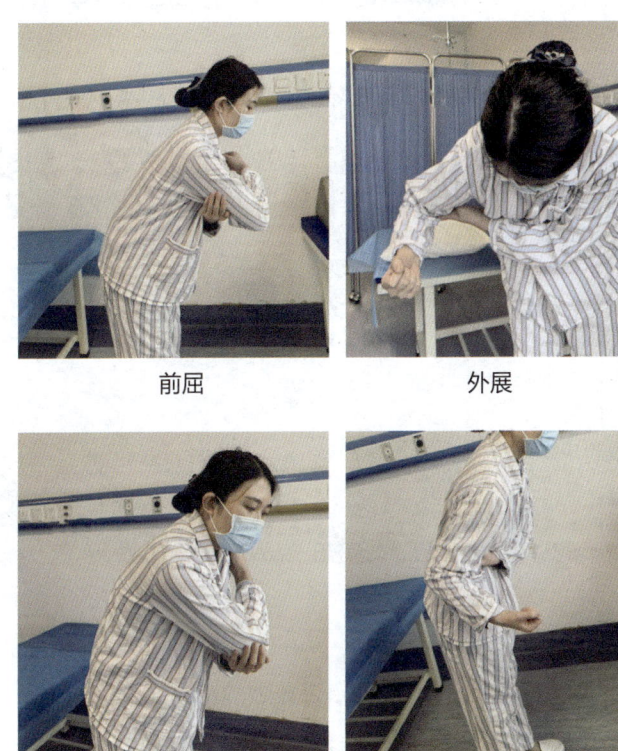

前屈　　　　　　外展

内收　　　　　　后伸

患者在无负重的情况下做腕关节及肘关节屈伸训练，肩关节的前屈、后伸、外展训练，训练强度及幅度可逐渐增加，以患者未感到不适为宜。

步骤二：负重功能锻炼。

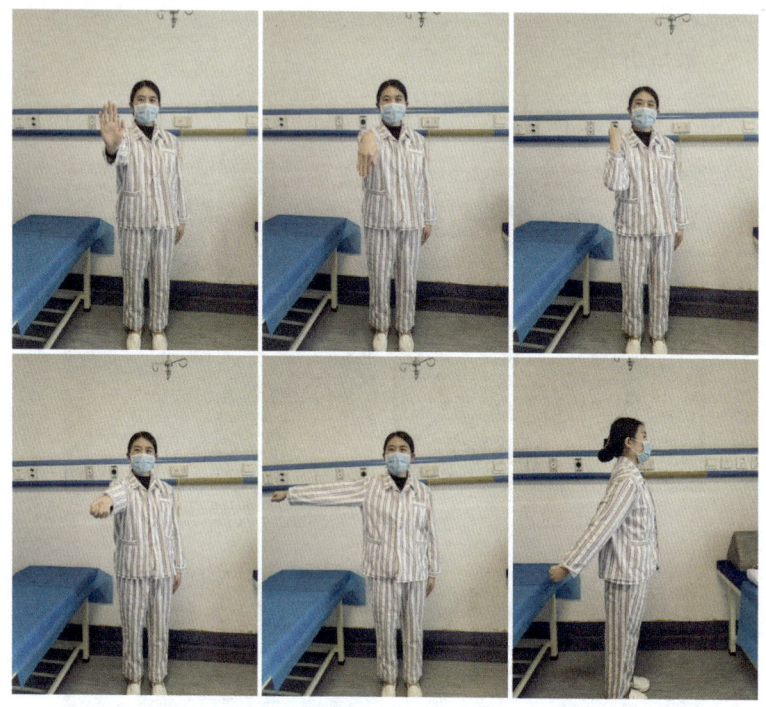

锁骨骨折取出内固定之后，患者可在逐渐增加负重的情况下进行肘关节的屈伸训练，肩关节的前屈、后伸、外展以及缓慢内收的功能训练，训练强度及时间可根据患者自身情况而定。

● 特别提示

1. 骨折固定时，可以进行手指屈伸分开、腕关节旋转、前臂向内向外旋转等锻炼。

2. 锻炼开始时间需在医生医嘱下进行。

3. 骨折未愈合时禁止做肩部内收运动。

● 健康教育

1. 向患者介绍疾病的相关知识，锁骨骨折常采用手术治疗，做好术前健康宣教。

2. 应始终坚持使用手肘托带支撑，直到复查影像学显示骨折早期愈合的迹象，才可以开始恢复运动范围、力量和肩部功能。固定通常要维持2~4周，以达到术区舒适和伤口愈合的目的。

3. 手肘托带的使用可以逐渐减少。患肢非负重保护约6周或直到X线片和临床证据显示骨折已逐渐愈合，其间不要将手术臂抬高到任何平面90°以上。

4. 遵医嘱复查，抵抗运动一般在6周后开始。根据恢复情况和患者的术后症状，无明显影响的情况下可以开始静力运动。

19 髌骨骨折健康教育指导

• 什么是髌骨

髌骨包埋于股四头肌腱内，为三角形的籽骨，底朝上，尖朝下，参与膝关节的构成。

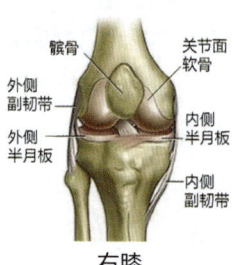

右膝

• 何谓髌骨骨折

髌骨是位于膝盖前面的三角形骨头，髌骨骨折是指髌骨发生断裂或裂纹的损害。

• 术前指导

1. 患肢体位：抬高患肢并使患肢保持于关节的功能位，即抬高患肢30°，屈膝10°，嘱患者做踝泵运动，每次5~10分钟，每天5~8次，有利于静脉回流，减轻肿胀。尽量避免下床行走，下地须扶拐，离床活动应有人陪护，做好预防跌倒告知。

2. 病情观察：石膏固定的患者应注意保持石膏清洁、干燥，保持石膏处于正确位置，松紧度适宜，注意观察趾端血运及活动情况。

3. 饮食指导：予以易消化、高蛋白质、高钙及维生素丰富的食物，多食用纤维素含量丰富的蔬菜和水果，多饮水，少食辛辣刺激性食物，防止便秘。

4. 术前健康教育：告知患者手术的目的、方法及注意事项，术前禁食的意义，禁食的时间以及手术的大概过程。缓解患者对手术的焦虑、恐惧心理。

• 术后指导

1. 体位指导：让患者取去枕平卧位6~8小时，定时测量其体温、脉搏、呼吸、血压。如为全身麻醉，嘱患者头偏向一侧，鼓励患者咳嗽、深呼吸。患侧肢体用抬腿架抬高50°~60°，以利于术后消肿，减少出血；肢体感觉恢复后即可做踝泵运动，活动踝关节。

2. 病情观察：注意观察切口敷料渗血情况，如果短时间内出血过多，通知医生夹闭引流管；观察患肢末梢血运、温度、感觉、运动及足背动脉搏动，如有异常情况应立即报告医生，给予适当处理。

3. 饮食指导：禁食、禁饮6小时后，嘱患者先进食少量温水，如无不适，再进食易消化、清淡饮食，如稀饭等，避免进食牛奶及辛辣刺激性食物；鼓励患者多饮水；保持口腔清洁。

• 辨证施食

1. 血瘀气滞证：宜食行气止痛、活血化瘀的食品，如白萝卜、红糖、山楂、生姜等，少食甜食、土豆等胀气食物，尤其不可过早食用肥腻滋补之品。

2. 瘀血凝滞证：宜进活血化瘀的食品，满足骨痂生长的需要，加以骨头汤、鸽子汤等高蛋白食物。

3. 肝肾不足证：宜进滋补肝肾、补益气血的食品，如鱼、虾、肉、蛋、牛奶，新鲜蔬菜和水果。适量食用榛子、核桃等坚果类食物以补充钙及微量元素。

● 用药指导

1. 遵医嘱指导患者正确服药，避免误服、漏服。

2. 遵医嘱指导患者中药汤剂宜饭后30分钟温服，中药汤剂服药前后1小时忌生冷寒凉之品，服药期间忌饮茶、忌食辛辣刺激油腻之品。

3. 做好服药后的效果观察，如有异常及时告诉医护人员。

● 舒畅情志

1. 注意调摄、平淡情志，避免七情过激和不良刺激，保持情绪稳定、平和、乐观开朗。

2. 鼓励患者表达内心感受，给予心理支持。

3. 指导患者掌握自我排解不良情绪的方法，如谈心释放法、转移法。

● 康复指导

1. 术后6小时，指导患者做踝泵运动（即让患者的脚上、下活动及绕圈），每次5~10分钟，每天5~8次。

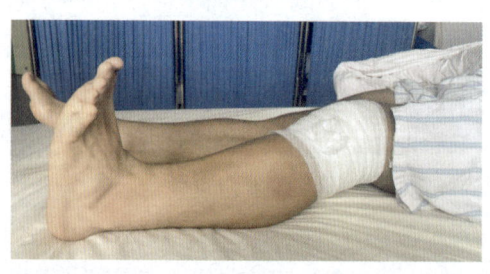

2. 手术后第1天（引流管拔除后），患肢在支具固定下开始做直腿抬高锻炼（要求足跟离床，空中停顿5～10秒），每组10～15次，每天2组。

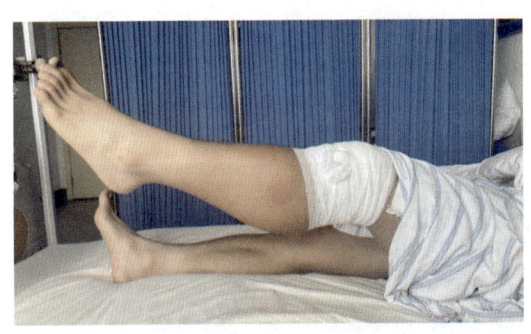

3. 术后第2～3天，患者可开始床上坐起，两手撑床而使臀部离床，每次5～10秒，每组15次（即臀部起落），每天2组。指导患者做股四头肌等长收缩（即患膝微屈，通过足跟紧压床面的方式来紧张大腿后群肌肉，膝屈曲/大腿压力，每组15次，每天2组。

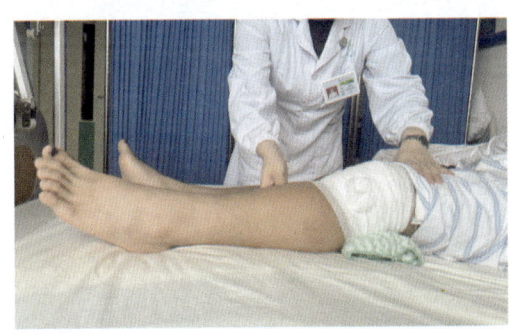

4. 手术后第4～7天，继续进行床上活动练习，指导患者进行以下练习。①直腿抬高练习：伸膝后直腿抬高至足跟离床10～15cm处，停留保持5～10秒，再缓慢放下，每组10～15次，每天2～3组。②坐位膝关节屈曲锻炼：患者坐于床边，膝至床下，交叉健肢于患肢踝上，屈健侧帮助患肢屈曲，每次30分钟，每天2次。

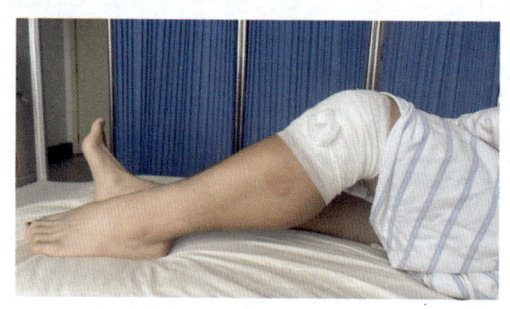

5. 手术后第8天至拆线，在骨折内固定恢复稳定的前提下，可以在医师指导下进行膝关节被动或主动屈伸功能锻炼。功能锻炼要因人而异，循序渐进，避免求成心切。

20 尺骨鹰嘴骨折健康教育指导

• 什么是尺骨鹰嘴骨折

尺骨鹰嘴骨折是一种常见的肘关节骨折,通常由外伤或跌倒引起,肘关节突然屈曲,肱三头肌剧烈收缩而使尺骨鹰嘴发生撕脱骨折,多为横行或斜形。需及时诊断和治疗,以避免对肘关节造成永久性损伤。常见证型为气滞血瘀证、气血不足、阳虚湿重型,病位在肘关节。

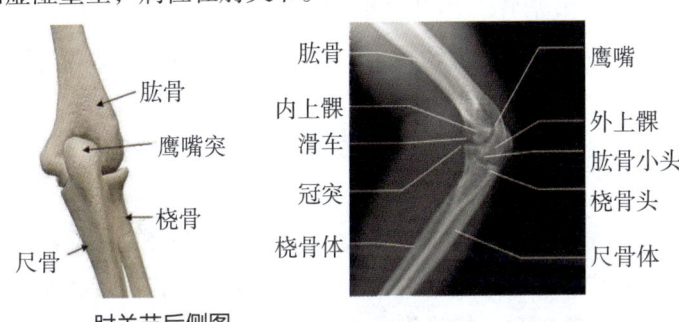

肘关节后侧图

• 尺骨鹰嘴骨折的临床表现

肘关节疼痛、肿胀、淤血、关节活动受限、异常声音,通常疼痛是首要症状,尤其是在移动或触摸受伤部位时,由于局部炎症和组织损伤,骨折部位出现肿胀、淤血或青紫,患肢可能无法完成伸

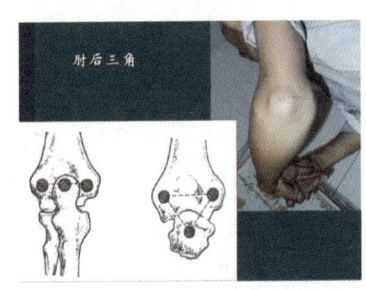

肘后三角

展、弯曲、旋转等动作,骨折部位在移动时发出异常噪声。

● **治疗方法**

1. 非手术治疗:无明显移位的尺骨鹰嘴骨折。治疗方法包括局部固定,如手法复位、石膏、夹板、支具等以保持肘关节的稳定,固定时间为4~6周。优点:避免手术带来的创伤和风险,减轻患者的经济负担。缺点:固定时间长,可能出现关节僵硬。

严密观察伤肢末梢感觉、运动、颜色、桡动脉、肿胀情况,指导患者行握拳、腕关节屈伸运动等避免关节僵硬。药物治疗,如穴位贴敷治疗,可活血化瘀、消肿止痛。物理治疗,如中频脉冲电治疗、中药定向治疗以促进血液循环和骨折愈合。保守治疗期间需遵医嘱定期复查,避免剧烈运动和过度负重,以免影响骨折愈合。

2. 手术治疗:有明显移位或伴有其他部位骨折。包括切开复位内固定、关节镜下复位固定等。

3. 术后监测患者生命体征,观察术肢血循环、渗血情况,术后当天抬高患肢,将前臂放于胸前或使用前臂吊带,麻醉清醒后指导握拳运动、腕关节屈伸等。

● **饮食调护**

手术当天,麻醉清醒后指导饮食宜清淡、易消化,如稀饭、烂面、软饭等。

● **辨证施食**

1. 骨折早期(气滞血瘀)即骨折1~2周,由于骨折部位淤血肿胀、经络不通、气血阻滞。饮食宜进清淡开胃、易消化、

20　尺骨鹰嘴骨折健康教育指导

易吸收之品，如蔬菜、豆制品、鱼汤等，忌油腻、辛辣、刺激之物。肿胀加剧配以药膳，如当归桃仁粥。

2. 骨折中期（气血不足）即骨折2~4周，骨折引起疼痛缓解、瘀血肿胀消退。饮食宜补骨生新、健脾补气血之品，如牛奶、大枣、山药、鱼肉、瘦猪肉、鸡肉等，配以药膳，如续骨猪排汤。

3. 骨折后期（阳虚湿重型）即骨折5周以上，骨折部位淤血基本吸收，开始有骨痂生长，肿胀基本消退。饮食宜补益肝肾之品，以促进更牢固骨痂生成，如老母鸡汤、羊骨汤等，配以药膳，如枸杞栗子乌鸡煲。

● 用药注意事项

1. 内治法：遵医嘱正确服药，骨折早期选用伤一号合剂，活血化瘀，消肿止痛，通络接骨。恢复期选用伤四号合剂，调补气血，补肝肾，健脾和胃，强筋壮骨。骨折患者多用活血化瘀、理气止痛之药物，指导患者饭后温服，服药前后禁食酸冷辛辣刺激的食物。

2. 外治法：用骨科外用粉局部外敷，穴位贴局部外贴，用药期间观察局部皮肤有无过敏反应，如有立即停用。

● 情志调理

1. 注意调摄、平淡情志，避免七情过激和不良刺激，保持情绪稳定、平和、乐观开朗。

2. 鼓励患者表达内心感受，给予心理支持。

3. 指导患者掌握自我排解不良情绪的方法，如谈心释放法、转移法。

• 前臂吊带的使用方法

1. 选择合适的前臂吊带。臂吊带应该紧贴皮肤，不可过紧，以免影响血液循环和呼吸，选择透气性好、柔软舒适材料，避免过度摩擦和皮肤过敏。

2. 正确佩戴前臂吊带。佩戴前臂吊带时，应将手臂放入吊带中，将吊带臂拉到肘部以下，紧贴皮肤，注意不要过紧或过松，应该感觉到舒适和支撑，如需调整可根据需要拉紧或放松。

3. 正确使用臂吊带。①避免长时间使用：长时间使用会影响血液循环和肌肉活动，应该适时休息和放松。②避免过度活动：在佩戴臂吊带时避免过度活动和重物提取，以免加重伤势。③注意清洁和保养：臂吊带应定期清洗和消毒，以免细菌滋生和皮肤过敏。

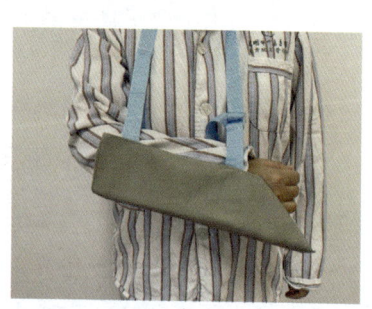
尺骨鹰嘴健康教育处方

• 康复指导

1. 非手术治疗功能训练及康复。

（1）起床活动时予前臂吊带悬挂，卧床休息时予垫枕抬高，观察伤肢末梢感觉、运动、颜色、桡动脉、肿胀情况。

（2）早期进行手指和腕关节的活动，以保持肌肉紧张和关节的灵活性，预防压疮。

（3）中期进行肘关节屈伸时，注意不要过度用力和剧烈

20　尺骨鹰嘴骨折健康教育指导

活动，以免造成二次伤害。

（4）后期增加肘关节活动范围和力度，增加肌肉训练的强度和频率。

2. 术后功能训练及康复。

（1）早期康复（术后0~2周）目标：减轻疼痛，防止关节僵硬，恢复肌肉力量。①轻度屈伸肘关节，每天2~3次，每次10分钟。②肩关节、腕关节、手指轻度活动，以保持关节活动度。③肌肉等长收缩训练，如用力握拳。注意事项：避免过度屈伸肘关节，防止撕裂或再次骨折。

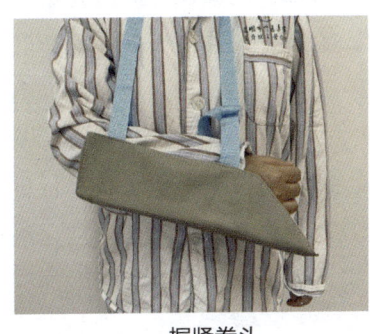
握紧拳头

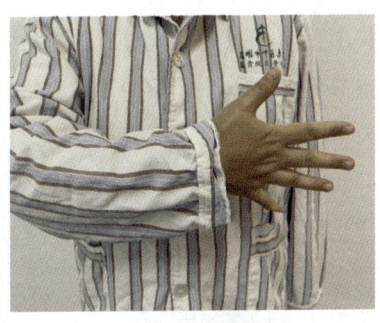
放松伸张手指

（2）中期康复（术后2~4周）目标：加强肌肉力量，增加关节活动度，开始负重训练。①进行肘关节屈伸活动，每天3~4次，每次15~20分钟。②进行前臂旋转运动，每天2~3次。③进行肩关节、腕关节、手指轻度活动，每天2~3次，每次10~15分钟。④进行轻度臂部负重训练，如提水壶、轻物等。注意事项：避免过度屈伸肘关节，防止撕裂或再次骨折，逐步增加负重训练的强度和时间。⑤旋腕活动：上下活动手腕，配合内外旋转活动，每日2次，每次10分钟。

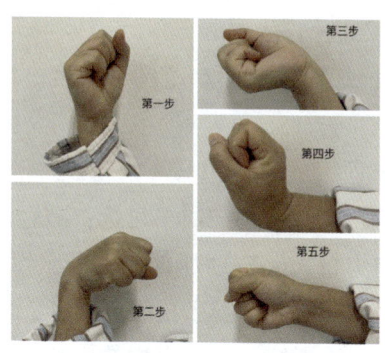

尺骨鹰嘴健康教育处方

（3）后期康复（术后4~8周）目标：全面恢复肌肉力量和关节活动度，逐步恢复正常生活。①进行肘关节屈伸活动和前臂旋转运动，每天3~4次，每次20~25分钟。②进行肩关节、腕关节、手指轻度活动，每天2~3次，每次15~20分钟。③进行臂部负重训练，如举重、俯卧撑等，但避免过度负重。④进行日常生活活动训练，如穿衣、洗澡等。注意事项：避免剧烈运动和过度负重，防止撕裂或再次骨折，根据医生建议逐步增加训练强度和时间。

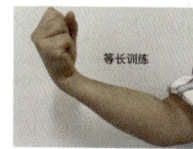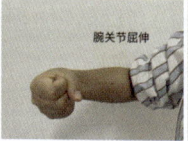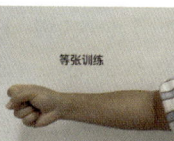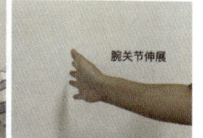

尺骨鹰嘴健康教育处方

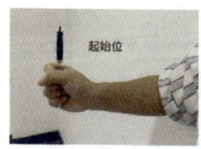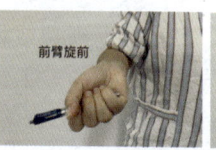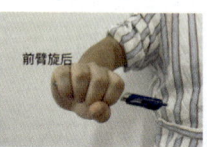

前臂旋转练习

21 疼痛护理健康教育指导

• 什么是疼痛

疼痛定义：一种与实际或潜在组织损伤相关的令人不快的感觉和情绪上的情感体验，伴有现存的和潜在的组织损伤，是继体温、呼吸、脉搏、血压之后的第五大生命体征。临床镇痛的目的是消除患者疼痛，解除患者的痛苦，提升患者生活质量，促进患者的身心健康。（国际疼痛研究会2020年）

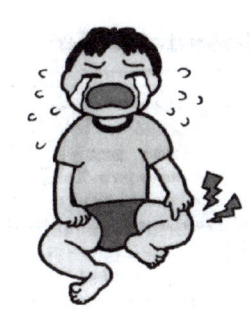

• 疼痛的分类

1. 按持续时间：急性疼痛或慢性疼痛。
2. 按病因：癌性疼痛、关节炎疼痛等。
3. 按疾病的部位：颈项痛、肩背痛、胸痛、上肢痛、髂髋痛、下肢痛。
4. 按性质：钝痛（酸痛、胀痛、闷痛）、锐痛（刺痛、切割痛、灼痛、绞痛）、其他疼痛（跳痛、压榨痛、牵拉样痛）。

- 疼痛评估

1. 数字疼痛评估法。
2. 面部疼痛评估法。
3. 语言评估法。
4. 五指法。

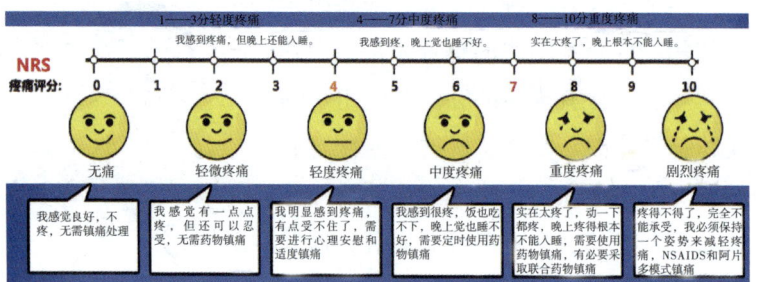

- 疼痛的治疗

1. 药物治疗是疼痛治疗最基本、最常用的方法，主要分为三种：①阿片类镇痛药，如吗啡、哌替啶、芬太尼、地佐辛等。②非阿片类镇痛药：非甾体抗炎药，口服，如布洛芬、双氯芬酸、美洛昔康、氯诺昔康、塞来昔布；注射用，如氯诺昔康、酮咯酸、氟比洛芬酯、帕瑞昔布。

物理镇痛：是利用自然界中及人工的各种物理因子作用于人体，以治疗和预防疼痛的一门学科，简称理疗镇痛。基本分为：①电疗法。②超声波疗法和冲击波疗法。③冷疗和温热疗法。④磁疗法。⑤水疗法。

21　疼痛护理健康教育指导

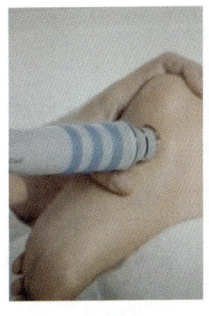 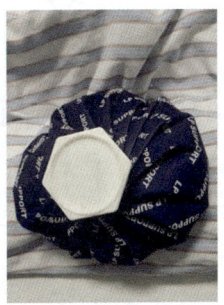 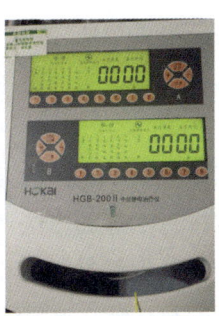

冲击波　　　　　冰敷　　　　　中频

2. 心理疗法：又称精神疗法，是应用心理学的原则和方法，通过语言表情、举止行为并结合其他特殊手段来改变患者不正确的认知活动、情绪障碍和异常行为的一种治疗方法。包括安慰剂疗法、暗示疗法、音乐疗法、催眠疗法。

3. 中医治疗：中医治疗疼痛是本着治病求本的原则，分别采取通与补的方法，且手段灵活丰富。可内服中药，针灸按摩，药物外洗、熏、敷、膏、贴、热熨等。

（1）中医中药镇痛：临床上疼痛的性质多种多样，有胀痛、刺痛、冷痛、游走疼痛、固定疼痛、遇风疼痛、遇热疼痛、喜温喜按疼痛、怕热拒按疼痛，疼痛的病因病机也不同，但不外虚和实两类。虚是不容则痛，有气虚、血虚、阴虚；实则是不通则痛，有气滞、血瘀、寒凝、积滞、风湿热邪阻滞等。

①活血祛瘀镇痛：适用于寒凝、气滞、外伤等导致的瘀血诸痛。

②祛风胜湿镇痛：适用于外感风邪所致诸痛。

③行气止痛：适用于肝郁不畅，气机郁滞；或实邪阻滞，腑气不通的疼痛。

④麻醉镇痛。

⑤通络散结镇痛。

(2)针灸镇痛:中医学认为,"通则不痛、痛则不通",针法和灸法是不同的方法。针法是采用不同型号的金属针刺入穴位进行治疗的方法。灸法是采用艾叶制成的艾绒熏灼穴位或部位,两者都是起到疏通经络、调和气血、扶正祛邪的作用。常用的有耳针、腕踝针。

(3)刮痧镇痛:刮痧疗法是一种简易治疗方法,以中医脏腑经络学说为理论指导,用专用工具沿经络刮痧病变肌肤,使之局部充血,皮下毛细血管破裂出血,溢于皮肤,出现红斑,使脏腑秽浊之气通达于外,周围气血通畅。

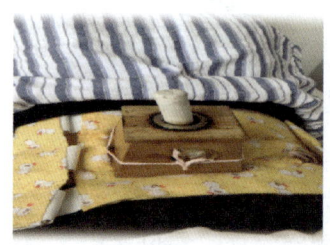

灸法

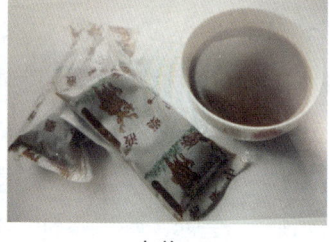

中药

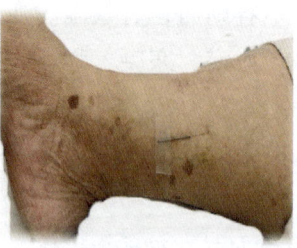

腕踝针

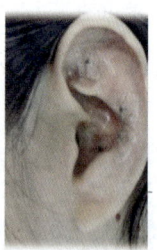

耳穴

21 疼痛护理健康教育指导

● 什么是超前镇痛

超前镇痛的必要性：基于相关临床证据，手术刺激所引起的中枢神经系统的兴奋可能增强术后急性疼痛，以及手术前的超前镇痛可以阻断手术切口对神经中枢系统敏感化的诱导作用，从而降低急性术后疼痛的程度。进行超前镇痛实际就是阻止其疼痛传导的过程。

● 什么是三阶梯镇痛

第一阶梯：使用非阿片类镇痛药物，主要适用于轻度疼痛的患者。

第二阶梯：选用弱阿片类镇痛药物，主要适用于中度疼痛的患者。

第三阶梯：选用强阿片类镇痛药物，主要用于重度和剧烈癌痛的患者。

22 肱骨干骨折健康教育指导

• 什么是肱骨干骨折

肱骨干骨折是指肱骨外科颈以下至肱骨内外髁上2~3cm处的骨折。肱骨干骨折很常见，多见于青壮年，好发于肱骨干中部和中下1/3交界处。常见证型为骨断筋伤气滞血瘀证。

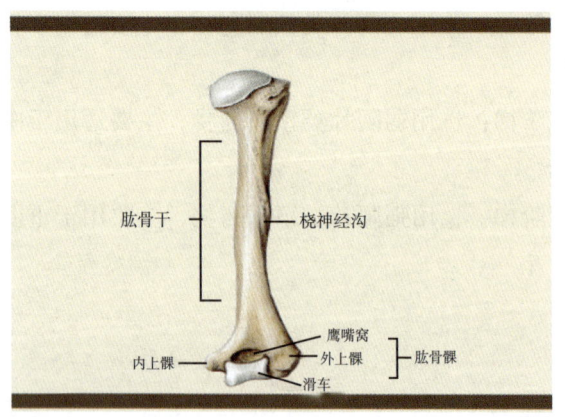

肱骨干骨折（肱骨后面观）

• 肱骨干骨折的表现

伤后局部有明显疼痛、压痛、肿胀和功能障碍。绝大多数为有移位骨折，上臂有短缩或成角畸形，并有异常活动和骨擦音。检查时应注意检查腕背伸功能及虎口区是否有感觉异常，以便确定桡神经是否有损伤。上臂正侧位X线片可明确骨折的部位、类型和移位情况。根据受伤史、临床表现和X线检查可作出诊断。

22 肱骨干骨折健康教育指导

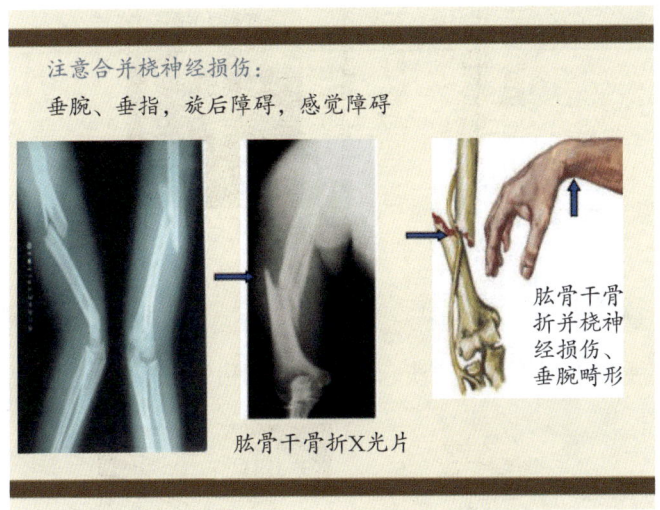

注意合并桡神经损伤：
垂腕、垂指，旋后障碍，感觉障碍

肱骨干骨折X光片

肱骨干骨折并桡神经损伤、垂腕畸形

• 治疗方法

1. 非手术治疗：无移位的肱骨干骨折仅用夹板固定3~4周，早期进行功能锻炼。有移位的肱骨干骨折需及时行手法整复和夹板固定。

2. 手术治疗：肱骨干骨折应用闭合复位夹板固定治疗一般都能收到良好的治疗效果，骨折愈合率高。若手法复位失败，或骨折合并桡神经、肱动脉损伤，或为开放性骨折，应手术切开复位内固定。可选用钢板螺钉固定或髓内钉固定，对血管神经损伤做相应的处理。

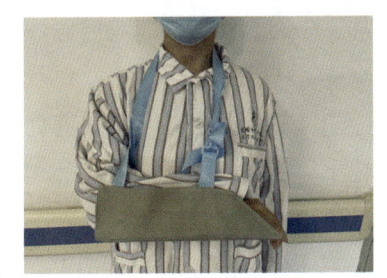

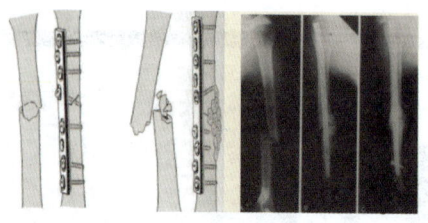

手术固定

- **饮食调护**

手术当天饮食宜清淡、易消化，如稀饭、烂面、软饭等。

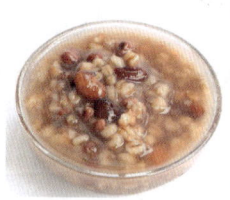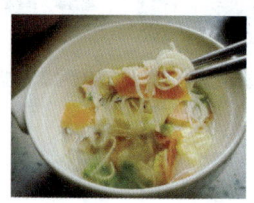

- **辨证施食**

1. 骨折早期：宜进食清淡、易消化之品，如青菜、稀饭等，忌油腻。

2. 骨折中期：宜进食健脾益气之品，如大枣、山药、木耳、牛肉、瘦猪肉、鸡肉等。

3. 恢复期。

（1）肝肾阴虚者宜进食滋阴填精、滋养肝肾之品，如枸杞子、黑芝麻、黑（白）木耳等。药膳方：莲子百合瘦肉汤。忌辛辣香燥之品。

（2）肝肾阳虚者宜进食温壮肾阳、补精髓之品，如黑豆、核桃、杏仁、腰果、黑芝麻等。食疗方：干姜煲羊肉。忌生冷瓜果及寒凉食物。

22 肱骨干骨折健康教育指导

• 用药注意事项

内治法：遵医嘱正确服药，骨折早期选用伤一号合剂，活血化瘀，消肿止痛，通络接骨。恢复期选用伤四号合剂，调补气血，补肝肾，健脾和胃，强筋壮骨。骨折患者多用活血化瘀，理气止痛之药物，指导患者饭后温服，服药前后禁食酸冷辛辣刺激的食物。

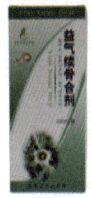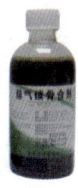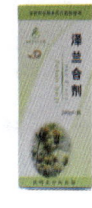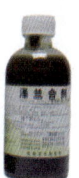

益气续骨合剂　　　　泽兰合剂

• 情志调理

1. 注意调摄、平淡情志，避免七情过激和不良刺激，保持情绪稳定、平和、乐观开朗。
2. 鼓励患者表达内心感受，给予心理支持。
3. 指导患者掌握自我排解不良情绪的方法，如谈心释放法、转移法。

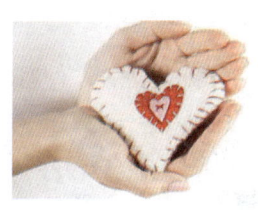

• 夹板外固定后的观察

夹板固定患者，2周内应经常到医院调节扎带松紧度，以免发生再移位;加强两骨折端在纵轴上的挤压力,防止断端分离,保持骨折部位相对稳定。手、前臂肿胀时,可每日自行轻柔按摩手和前臂。

● 功能训练及康复

固定后即可做伸屈指、掌、腕关节活动,有利于气血畅通。肿胀消退后,患肢上臂肌肉应用力做舒缩活动,应逐渐进行肩、肘关节活动。骨折愈合后,应加强肩、肘关节活动,并配合药物熏洗,使肩、肘关节活动功能早日恢复。

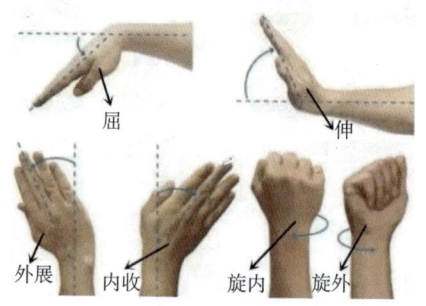

夹板后行腕关节活动

骨折愈合后,行肩、肘关节活动。

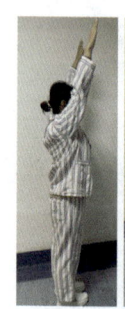 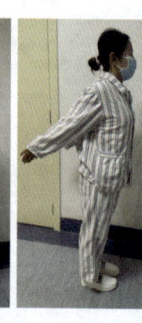 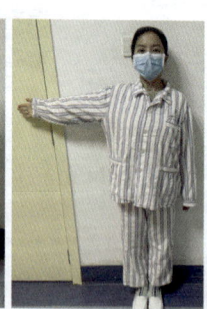 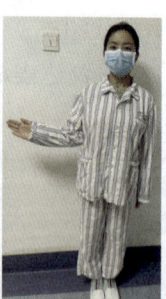 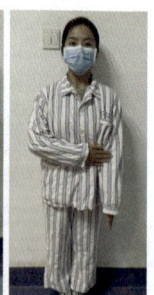

 # 跌倒患者健康教育指导

跌倒是发生在住院患者中最常见的安全问题之一，有数据显示，每年有70万~100万住院患者会发生跌倒，30%会造成损伤，其中4%~6%会造成严重伤害。一旦发生，不仅增加痛苦，同时延长住院时间和增加医疗、护理费用，加重原有病情，严重威胁着老年人的身心健康、日常活动及独立生活能力。跌倒可能会导致瘀血、擦伤，严重者还会导致骨折、颅内损伤，甚至死亡等情况，关注老年人跌倒，预防尤为重要。

● 最易跌倒人群

1. 生理因素：老年人肌力和平衡能力减退，容易造成跌倒。
2. 心理因素：如跌倒恐惧症，精神状态差等。
3. 环境因素：床具高度、厕所把手、卫生间扶手、路面湿滑和不平坦、使用助行器、不合适的鞋子和独居等。
4. 行为因素：日常生活能力下降，身体锻炼与活动过少或过劳，行走过快，着装不当等都可引发跌倒。
5. 人口因素和健康教育：如高龄老人增加，缺乏对高危人群及其家属进行防跌倒教育，公共卫生环境的管理跟不上等。
6. 药物因素：多种药物，如抗精神抑郁药、抗癫痫药等使用不当均可诱发跌倒。
7. 疾病因素：凡能导致老年人步态不稳、平衡功能失调、虚弱、眩晕、视觉或意识障碍的急、慢性疾病均可诱发跌倒。

● 最易跌倒地点

1. 患者的床边。

2. 浴室和厕所。
3. 医院走廊。

- **最易跌倒的时间**

1. 晚上或半夜如厕时。
2. 清晨起床时。
3. 长时间洗热水澡、卧床、蹲坐后。

- **易引起跌倒的药物**

1. 抗精神病药。
2. 镇静催眠药。
3. 降压药。
4. 降糖药。
5. 利尿药。

- **如何预防跌倒**

1. 进行安全教育，告知老年人及照顾者跌倒、坠床的危险因素。
2. 起床时遵循起床活动"三部曲"，以免发生体位性低血压而引起跌倒。
3. 着装要求：穿大小合宜的衣裤，鞋子：低跟、齿痕深。
4. 熟悉环境。物品固定放置，保持地面干燥，习惯使用扶手，包括走廊、厕所。
5. 指导老年人适宜的运动，进行平衡、步态、肌力、关节灵活性锻炼。
6. 对行走不便的老年人给予辅助器具或安排人协助；教会老年人及照顾者正确应用辅助器具，如助步器、拐杖等；有

23 跌倒患者健康教育指导

视、听及其他感知障碍的老人应佩戴眼镜、助听器等。

7. 夜间时对于反应迟缓,有体位性低血压的老人最好在睡前将便器置于床旁,意识障碍、身材高大或睡眠中翻身幅度较大时可加用床档。睡前少喝水。

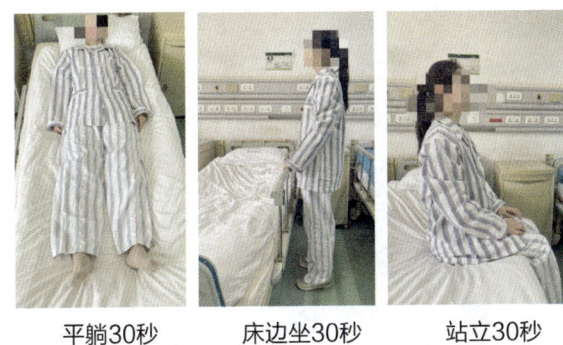

平躺30秒　　床边坐30秒　　站立30秒

8. 指导老年人提高治疗原发病的依从性。遵医嘱服药。

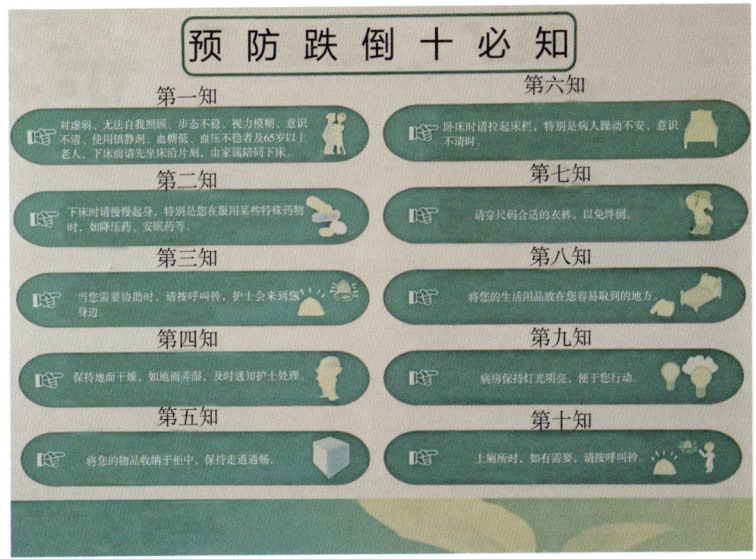

24 骨牵引患者健康教育指导

• 骨牵引的定义

将不锈钢针穿入骨骼的坚硬部位，使牵引力量直接通过骨骼而达损伤部位，牵拉关节或骨骼，使脱位的关节或错位的骨折复位，维持位置。

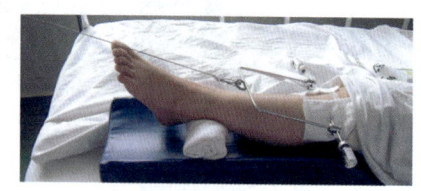

骨牵引

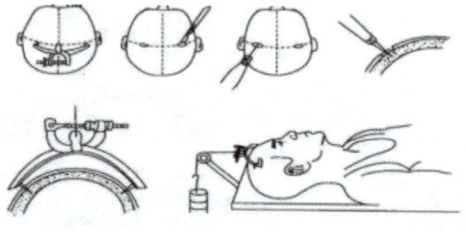

颅骨牵引

• 骨牵引的目的

1. 使脱位的关节和移位的骨骼复位，维持复位后的位置。
2. 牵拉及固定关节，减轻关节面所承受的压力，缓解疼痛，使局部放松。
3. 矫正和预防关节挛缩畸形。

24 骨牵引患者健康教育指导

● 适应证

1. 骨折：四肢骨折，如股骨干骨折、胫腓骨粉碎性骨折、骨盆骨折伴错位、颈椎骨折、开放性骨折、不稳定骨折等石膏固定有困难者。

2. 脱位：颈椎骨折合并脱位者应用颅骨牵引，中心性髋关节脱位、陈旧性髋关节脱位手术复位前行骨牵引可解除软组织挛缩。

3. 骨折部位的皮肤损伤、擦伤，软组织缺损有伤口，战伤骨折伤员合并胸、腹或骨盆损伤不宜做其他固定者，肢体合并血循环障碍暂不宜做其他固定者。

● 禁忌证

1. 牵引处有炎症或开放性创伤污染严重者。
2. 牵引局部骨骼有病变及严重骨质疏松者。

● 常用的骨牵引方法及牵引重量

1. 常用的骨牵引方法包括颅骨牵引、尺骨鹰嘴牵引、股骨髁上牵引、胫骨结节牵引、跟骨牵引等。

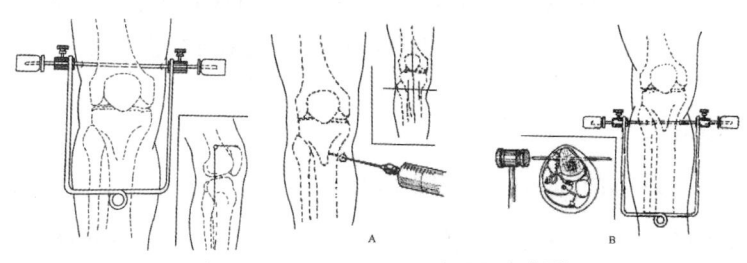

胫骨结节牵引　　　　　股骨髁上牵引

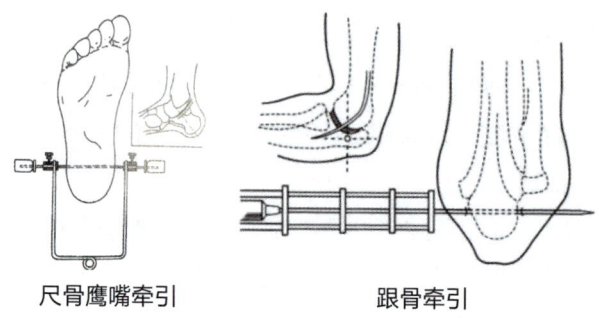

尺骨鹰嘴牵引　　　跟骨牵引

2. 牵引重量：根据病情部位和患者体重确定。一般为患者体重的1/10~1/7，颅骨重量一般为6~8kg，不超过15kg。

● 护理措施

1. 严密观察患肢血液循环及肢体活动、感觉情况，如出现皮肤肢端颜色变深、温度下降、足背动脉搏动减弱或消失，毛细血管充盈缓慢，被动活动足趾有剧痛，患者肢体局部肿胀麻木、运动障碍时，及时报告医生。

2. 保持有效牵引。

（1）维持力线：牵引绳应与患肢长骨纵轴方向保持一致，每日测量肢体长度。

（2）保持牵引力与反牵引力作用：行颅骨牵引时应抬高床头10~15cm，行下肢骨牵引时应抬高床尾10~15cm。

（3）牵引绳：保持牵引绳不被压，被服、用物不可压在牵引绳上。

（4）牵引重量：根据牵引部位、患者体重不同选择合适的重量，不可随意增减重量，防止过度牵引。注意保持牵引重锤悬空，滑轮应灵活有效。

3. 颅骨牵引时，应注意患者有无头痛、呕吐、呼吸困难等。

4. 并发症及护理。

（1）针孔感染：穿针处皮肤应保持清洁，牵引钢针进针和出针孔处应用无菌敷料盖好，牵引两端应插上带盖的无菌小瓶以免戳破被单、衣服。如局部渗血较多则随时更换，保持针孔处清洁干燥。

（2）足下垂：保持踝关节位于功能位，预防足下垂。

（3）关节僵硬、肌肉萎缩：加强患肢的肌肉等长收缩运动，防止肌肉萎缩；加强关节伸屈活动，防止关节僵直。

（4）下肢深静脉血栓：指导患者主动进行踝泵运动，加速患肢血液循环。

（5）其他并发症：如泌尿系统感染、坠积性肺炎、压力性损伤、便秘。

5. 生活护理：持续牵引的患者往往活动不便，生活不能完全自理。应协助患者满足正常生理需要。

● 功能锻炼

骨折早期进行股四头肌舒缩运动和足趾伸屈运动，并逐渐活动膝关节、踝关节；中期做引体向上运动及膝关节伸屈拉牵引锤运动；后期拆除牵引后可据医嘱双拐不负重锻炼。

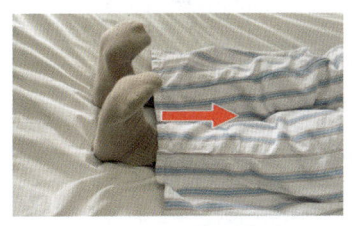
背伸

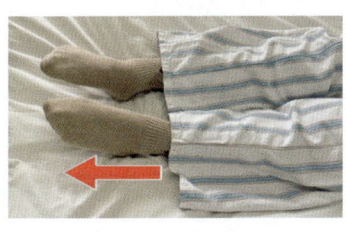
跖屈

25 髋关节脱位健康教育指导

• 髋关节脱位

髋关节是由一个球状的股骨头及杯状的髋臼所构成，外层包围着关节囊、肌肉及韧带以维持关节的稳定。髋关节是连接躯干和下肢的重要关节，也是全身负荷体重最多、受力最重的关节，它在走、跑、坐、蹲等大范围运动中起关键作用。

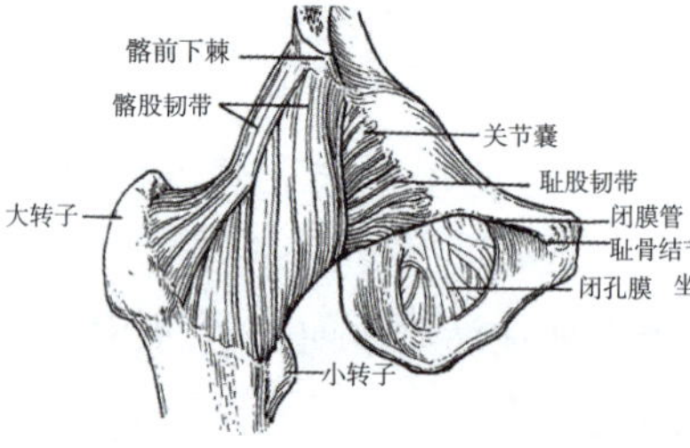

前面

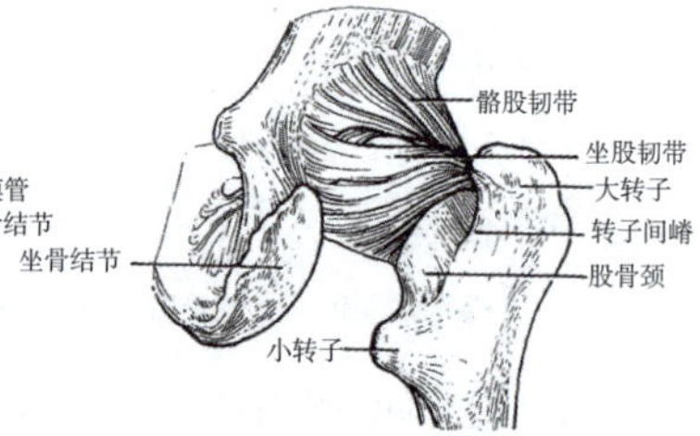

后面

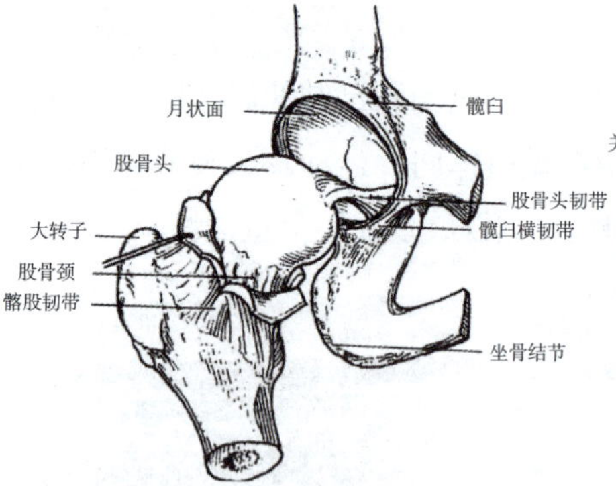

已切开关节囊

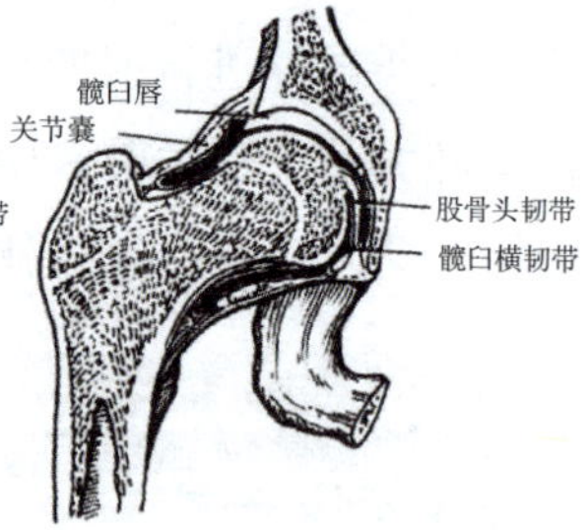

冠状切面

25　髋关节脱位健康教育指导

髋关节脱位占全身四大关节脱位的第三位，多因遭受强大暴力冲击所致。髋关节脱位的同时常伴有其他脏器的损伤或骨盆损伤，易导致出血及休克，需尽快进行复位诊疗。

● 病因及分型

髋关节脱位包括前脱位、后脱位和中心脱位，超过80%为后脱位。

1. 髋关节后脱位：最常见，70%以上的髋关节后脱位来源于交通事故，其他如高坠伤、运动伤等。

2. 髋关节前脱位：较少见，在部分交通事故和高坠伤中可能发生，可分为闭孔下、髂骨下、耻骨下脱位。

3. 髋关节中心脱位：来自侧方的暴力直接撞击在股骨转子区，可以使股骨头水平向内移动，穿过髋臼内侧壁而进入骨盆腔。中心脱位常伴有髋臼骨折。

● 临床表现

1. 髋关节后脱位。

（1）髋关节屈曲、内收、内旋，足尖触及足背，患肢短缩。

（2）腹股沟部关节空虚，髂骨后可摸到隆起的股骨头。

（3）部分可发生坐骨神经损伤。

（4）晚期可并发股骨头坏死。

2. 髋关节前脱位。

（1）患肢外旋、外展，略屈髋畸形，患肢较健侧稍长。

（2）在闭孔附近或腹股沟韧带附近可扪及股骨头。

（3）如股骨头停留在耻骨上水平，可压迫股动、静脉，出现下肢循环障碍。

（4）如股骨头停留在闭孔内，可压迫闭孔神经，出现麻痹症状。

3. 髋关节中心脱位。

（1）体征不明显，髋部肿胀较轻。

（2）疼痛显著，下肢功能障碍。脱位严重者，患肢可出现短缩。

● 诊断与治疗原则

X线检查可明确诊断，必要时行CT检查髋臼后缘及关节内骨折情况。

治疗方法：闭合手法复位、手术治疗等。

● 护理

手法复位术后护理。

1. 复位后行有效皮牵引。

（1）牵引重量为2~3kg，一般不超过5kg。

（2）皮牵引固定有效，牵引套松紧以能伸进1指为宜。

（3）检查牵引装置，如牵引位置及松紧度；牵引绳是否在滑轮内；牵引锤是否悬空等。

（4）嘱患者及其家属不得擅自改变体位，不能随意增减牵引重量。

2. 功能锻炼。

（1）患肢进行踝泵、股四头肌静力收缩运动，避免肌肉失用性萎缩、关节僵硬及足下垂畸形。

（2）鼓励其他不受限关节的活动及肌力运动。

（3）鼓励患者在床上进行力所能及的生活自理活动。牵引撤除后及早进行功能锻炼，避免可引起再脱位的动作。

3. 保持皮肤完整性。

检查牵引套内及其周围皮肤，检查易受压处皮肤，局部减压，避免压力性损伤。

• **围手术期护理**

1. 术前护理。

（1）评估全身情况。

（2）术前准备：①皮肤准备，清洁术口处皮肤，剪指（趾）甲。②根据医嘱做抗生素皮试、交叉配血。③术前禁饮、禁食，常规禁食10h，禁饮4h。④指导患者练习咳嗽、咳痰。⑤告知患者家属准备尿壶、便盆，指导患者练习床上大小便。

（3）手术日晨准备：测量生命体征，更换清洁手术衣裤，取下活动性义齿、眼镜、首饰等附属物品，贵重物品交其家属保管，不化妆。

2. 术后护理。

（1）病情观察：术后评估护理级别，密切监测生命体征变化，遵医嘱给予吸氧。定时观察患肢远端血运、皮肤颜色、温度、感觉和活动情况；若发现患肢苍白、发冷、肿胀、疼痛加重、感觉麻木等，及时通知医生并配合治疗。如有留置导尿管或引流管，观察导管固定情况及位置，观察引流液和尿液的色、质、量，做好护理记录。

（2）体位护理：垫枕抬高患肢10°~15°，有利于静脉回流。患肢轻度外展（20°~40°）中立位，双下肢间放一枕。预防习惯性脱位，遵医嘱妥善合理的固定，锻炼须循序渐进，不可冒进；若发生习惯性脱位，不必恐慌，及时就医。

（3）疼痛护理：评估患者的疼痛程度，注意疼痛发生的时间、性质与活动的关系，应用心理暗示、转移注意力或音乐疗法等非药物镇痛方法缓解疼痛，必要时遵医嘱应用镇痛药。进行护理操作或移动患者时，托住患肢，动作轻柔，以免用力不当加重疼痛。

（4）并发症预防与护理：①预防压力性损伤：进行皮肤情况的评估，保持床单元平整、无褶皱，保持皮肤清洁、干燥，指导患者抬臀，每2小时1次，避免拖、拉等动作。指导家属帮助患者按摩足跟等骨突出部位。②预防深静脉血栓：术后应密切观察患肢肿胀情况、疼痛感及有无水肿，指导术后进行踝泵运动，促进血液循环。③预防感染：保持切口处敷料清洁、干燥，有渗出时及时更换。鼓励患者有效咳嗽，必要时进行雾化治疗。留置导尿患者每天做好会阴护理，鼓励自主排尿，尽快拔管。

● 起居调护

1. 戒烟酒：香烟中的尼古丁进入血液，能使小血管痉挛，导致血液循环缓慢，影响术后康复。

2. 下床活动时需要家属陪护，避免跌倒。

3. 正确使用助行器或拐杖。

25 髋关节脱位健康教育指导

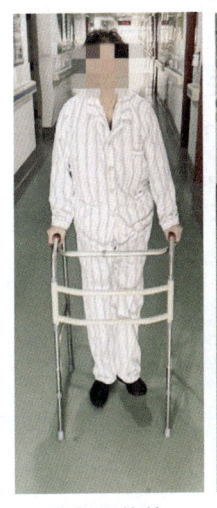
助行器往前
迈出一步

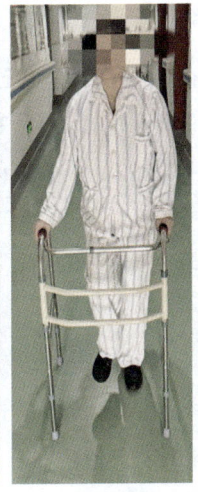
患肢抬腿
向前迈出

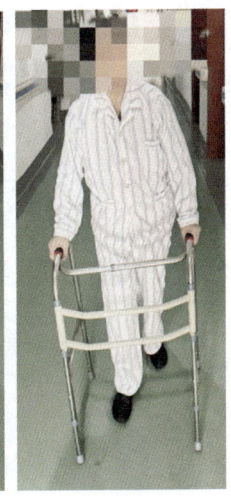
健肢抬腿
向前迈出

● **饮食调护**

1. 骨折早期（1~2周）：瘀血肿胀，经络不通，气血阻滞，此期治疗以活血化瘀、行气消散为主，饮食以清淡为主。如蔬菜、蛋类、豆制品、水果等，忌食酸辣、燥热、油腻之品。

2. 骨折中期（2~4周）：和营止痛、祛瘀生新、接骨续筋为主。如骨头汤、田七煲鸡等。

3. 骨折后期（5周以上）：补益肝肾、强筋壮骨，以促进更牢固的骨痂生成。如猪骨汤、羊骨汤、炖水鱼等。

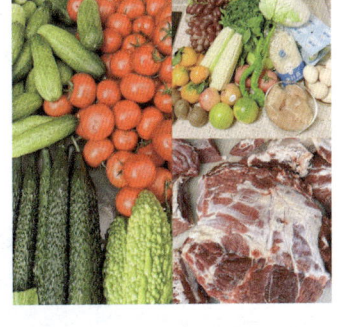

- **用药指导**

　　1. 遵医嘱指导患者正确服药，避免误服、漏服。

　　2. 遵医嘱指导患者中药汤剂宜饭后30分钟温服，中药汤剂服药前后1小时忌生冷寒凉之品，服药期间忌饮茶、忌食辛辣刺激油腻之品。

　　3. 做好服药后的效果观察，如有异常及时告诉医护人员。

- **舒畅情志**

　　1. 注意调摄、平淡情志，避免七情过激和不良刺激，保持情绪稳定、平和、乐观开朗。

　　2. 鼓励患者表达内心感受，给予心理支持。

　　3. 指导患者掌握自我排解不良情绪的方法，如谈心释放法、转移法。

- **康复指导**

　　早期有效的功能锻炼能加速患者血液循环、减轻肢体肿胀、预防下肢静脉血栓形成并预防关节僵硬。卧床期间行股四头肌等长收缩练习，2~3周后开始关节活动，4周后扶双拐或助行器下地活动，3个月后可完全承重。

　　1. 踝泵训练（促进下肢血液循环，防止血栓形成）：平躺于床上，下肢伸展，大腿放松，将脚尖缓缓内勾，尽力使脚尖朝向自己，至最大限度时保持3秒，然后脚尖绷直下压，至最大限度时保持3秒，然后放松。每天300次。

　　2. 股四头肌收缩与放松训练：坐于床上，双腿保持伸直，用力反复绷紧和放松大腿前方的肌肉。收缩维持5秒，放松2秒。每日300次。

25 髋关节脱位健康教育指导

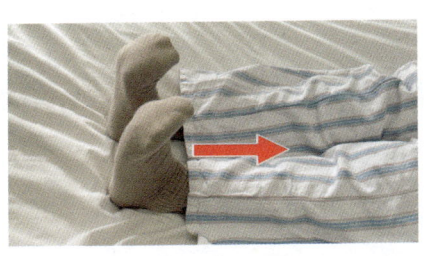

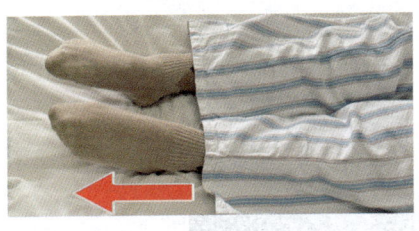

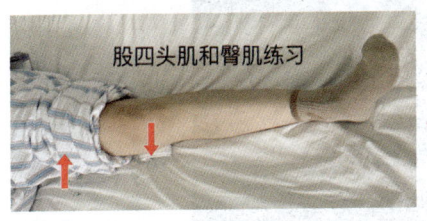

股四头肌和臀肌练习

• 出院指导

评估患者出院后的社会支持情况,提供出院后回家或转院方式的指导和建议。告知患者及其家属定期门诊复查的重要性,复诊时拍片,并由医师指导康复活动,避免过早负重。指导出院后的伤口护理,保持伤口干燥,如有红、肿、热、痛现象,及时就诊。康复期间多饮水,进食富含纤维的食物,预防便秘。遵医嘱服药,注意安全,防止跌倒。鼓励患者正视疾病,增加其对预后和康复的信心。

26 肘关节脱位健康教育指导

• 肘关节脱位

肘关节由肱桡关节、肱尺关节及上桡尺关节组成。肘关节脱位占全身大关节脱位的第二位,多发于青壮年,成人和儿童少见,多为受到间接暴力伤害所致。新鲜脱位早期确诊并进行有效的治疗,一般可以完全恢复。

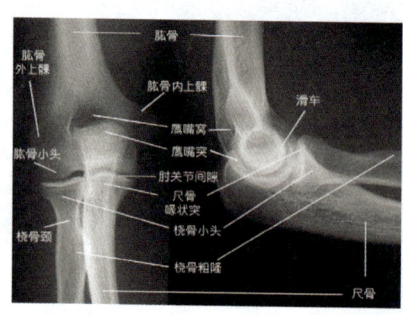
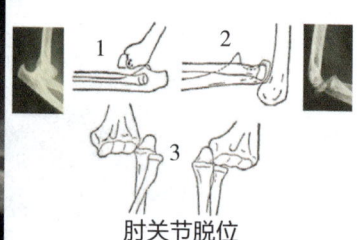

肘关节脱位
1. 后方脱位　2. 前方脱位　3. 侧方脱位

• 病因及分型

外伤是肘关节脱位的主要原因。根据脱位的方向,肘关节脱位可分为前脱位、后脱位、内侧脱位及外侧脱位。肘关节后部关节囊及韧带较薄弱,故临床多发生后脱位。

• 临床表现

1. 肘部肿胀、疼痛、活动功能障碍。
2. 肘部明显畸形,关节弹性固定于120°~140°。

26 肘关节脱位健康教育指导

3. 肘后三角骨性标志关系改变（正常情况下，伸肘时尺骨鹰嘴和肱骨内、外上髁三点成一直线；屈肘时呈一等腰三角形）。后脱位合并正中神经损伤出现"猿手"；后脱位合并尺神经损伤出现"爪状手"。

● **治疗**

1. 手法复位。

（1）保持有效固定，定期检查固定的松紧度。

①新鲜脱位：a.肘关节后脱位：复位后用颈腕吊带或长臂石膏托在功能位置制动2~3周。b.肘关节前脱位：复位后将肘关节保持伸直位或过伸位，此时尺骨鹰嘴近端向远端挤压，放上加压垫，用小夹板或石膏托固定4周。c.肘关节侧方脱位：伸肘位固定3周。

②陈旧性关节脱位：复位前，应先拍X线片排除骨折、骨化性肌炎，明确脱位类型、程度、方向及骨质疏松等情况。行尺骨鹰嘴骨牵引，重量为6~8kg，时间约1周，手法复位成功后，将肘关节屈曲90°以上，用石膏托或绷带固定2周，去除固定后，改用颈腕吊带悬吊1周。

（2）固定期间应注意保持皮肤的完整性。

2. 手术治疗。

（1）术前护理。

①评估全身情况。

②术前准备：a.皮肤准备，清洁术口处皮肤，剪指（趾）甲。b.根据医嘱做抗生素皮试、交叉配血。c.术前禁饮、禁食，常规禁食10小时，禁饮4小时。d.指导患者练习咳嗽、咳

痰。e. 告知患者家属准备尿壶、便盆，指导患者练习床上大小便。

③手术日晨准备：测量生命体征，更换清洁手术衣裤，取下活动性义齿、眼镜、首饰等附属物品，贵重物品交其家属保管，不化妆。

（2）术后护理。

①病情观察：a. 观察患者意识状态。b. 密切观察生命体征并做好记录，根据病情给予氧气吸入，同时注意保暖。c. 观察皮肤情况，患肢远端的血运，皮肤的颜色、温度、感觉、活动情况，观察有无固定性疼痛、发麻、发凉、颜色苍白或发绀。如有异常及时通知医师。d. 保持伤口清洁干燥，观察伤口有无渗血、渗液，如有异常及时通知医师处理，做好记录。

②体位护理：抬高患肢，肘下垫枕，保持关节的功能位置。预防习惯性脱位，遵医嘱妥善合理的固定，锻炼须循序渐进，不可冒进；若发生习惯性脱位，不必恐慌，及时就医。

③疼痛护理：评估患者的疼痛程度，注意疼痛发生的时间、性质与活动的关系，应用心理暗示、转移注意力或音乐疗法等非药物镇痛方法缓解疼痛，必要时遵医嘱应用镇痛药。进行护理操作或移动患者时，托住患肢，动作轻柔，以免用力不当加重疼痛。

④石膏护理：向患者解释石膏固定的目的，指导患者配合护理。将未干的石膏暴露于空气中，石膏未干时，防止局部受压。搬运时用手掌托起石膏，勿使其变形或发生凹陷。保持石膏清洁、干燥，石膏边缘垫以棉花或海绵，防止边缘擦伤皮肤。对石膏内皮肤瘙痒的患者，禁用尖硬物件搔抓，避免皮肤

破溃。对石膏边缘的皮肤经常进行按摩，防止压疮。

● **饮食调护**

1. 骨折早期（1~2周）：瘀血肿胀，经络不通，气血阻滞，此期治疗以活血化瘀、行气消散为主，饮食以清淡为主。如蔬菜、蛋类、豆制品、水果等，忌食酸辣、燥热、油腻之品。

2. 骨折中期（2~4周）：和营止疼、祛瘀生新、接骨续筋为主。如骨头汤、田七煲鸡等。

3. 骨折后期（5周以上）：补益肝肾、强筋壮骨，以促进更牢固的骨痂生成。如猪骨汤、羊骨汤、炖水鱼等。

● **用药指导**

1. 遵医嘱指导患者正确服药，避免误服、漏服。

2. 遵医嘱指导患者中药汤剂宜饭后30分钟温服，中药汤剂服药前后1小时忌生冷寒凉之品，服药期间忌饮茶、忌食辛辣刺激油腻之品。

3. 做好服药后的效果观察，如有异常及时告诉医护人员。

● **舒畅情志**

1. 注意调摄、平淡情志，避免七情过激和不良刺激，保持情绪稳定、平和、乐观开朗。

2. 鼓励患者表达内心感受，给予心理支持。

3. 指导患者掌握自我排解不良情绪的方法，如谈心释放法、转移法。

- 康复指导

1. 肘关节在固定期间做伸掌、握拳、手指屈伸等活动,在外固定保护下做肩关节、腕关节活动。

2. 术后4~12周,解除石膏固定后,逐步恢复肘关节锻炼,开始进行被动和主动的肘关节屈伸、旋转功能锻炼。

3. 功能锻炼要坚持,活动幅度和力量要循序渐进,锻炼时应注意以主动锻炼为主,被动活动时动作应轻柔,以不引起剧烈疼痛为度,以免引起骨化性肌炎而加重肘关节僵硬。

4. 锻炼方法包括:①伸展练习(即伸直肘关节):坐位,伸肘,拳心向上,将肘部支撑固定于桌面上,小臂及手悬于桌外,肌肉完全放松,使肘在自重或重物作用下缓慢下垂伸直(必要时可于手腕处加轻小重物为负荷,加大练习力度),至疼痛处应停止。待组织适应,疼痛消失后再加大角度,一般为每次10~15分钟,每天1次或2次。②屈肘肌力(肱二头肌)练习:坐位或站立位,上臂保持一定的位置不使之移动,手握哑铃等重物,拳心向上,前臂向内弯曲(即弯曲肘关节),坚持至力竭放松为1次,每组5~10次,每天2~4组。③伸肘肌力(肱三头肌)练习:坐位,身体前倾,前臂紧贴于体侧向后伸直至与地面平行,屈肘,手握哑铃等重物,抗哑铃等重物的阻力时伸直肘关节,前臂始终贴于体侧,坚持至力竭放松1次,每组5~10次,每天2~4组。④旋转练习:用健侧手掌托稳患肘,做患肢前臂的旋前、旋后运动,每次5~8分钟,每天2次或3次。此外,还可进行拧毛巾、拧螺钉、穿衣等训练。

26 肘关节脱位健康教育指导

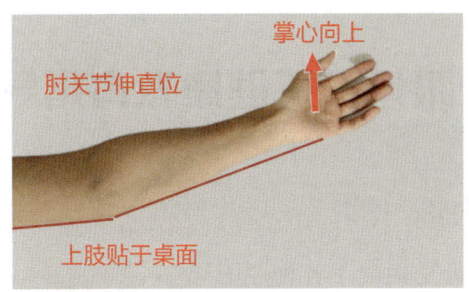

肘关节功能锻炼

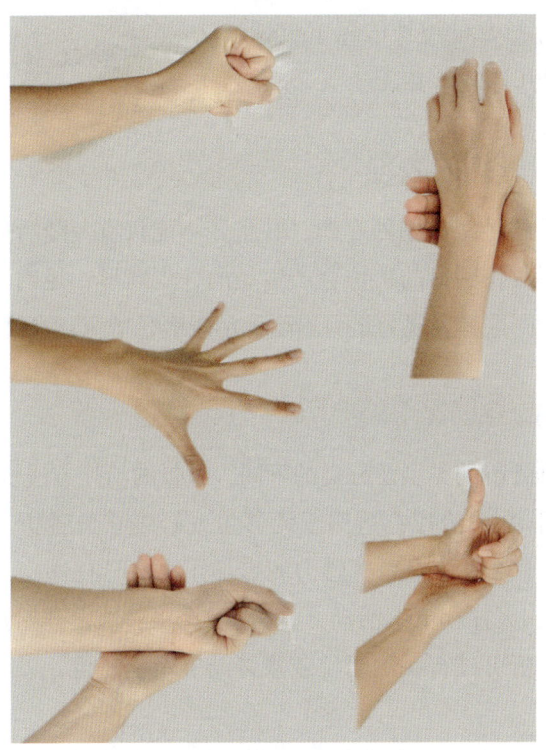

肘关节功能锻炼

27 跟骨骨折健康教育指导

• 什么是跟骨骨折

跟骨骨折是指由于各种原因导致跟骨的完整性受损,是足部常见的损伤。常由于高处坠落,足跟着地,垂直暴力自距骨传导至跟骨,导致跟骨压缩或劈开。

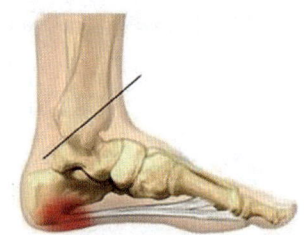

• 跟骨骨折的表现

伤后的足跟部剧烈疼痛、肿胀,不能负重,随后瘀血,可有水泡形成,明显的移位会产生足的外观畸形,足内、外翻运动受限。严重者表现为足弓塌陷,足跟横径增宽,高度降低。

• 治疗方法

根据骨折的类型及分类的不同,骨折的治疗方法也不同。

1. 非手术治疗:适用于无移位或轻度移位骨折。无移位骨折经彻底X线检查后,弹力绷带加压、石膏托固定,抬高患肢,10~14天挂拐下地活动,4~6周后足跟着地,开始负重。轻度移位骨折可试行手法复位或跟骨结节牵引复位,以石膏固定4~6周。

2. 手术治疗:适用于移位明显、手法复位不满意的骨折,可行切开复位内固定术,骨折缺损处植以松质骨或人工骨。术

27 跟骨骨折健康教育指导

后再加以石膏外固定8周。对于距下关节严重粉碎性骨折，因为内固定物不能对骨块产生明显的抓持作用，也不能增加骨折连接可能，治疗方法有两种：①加压包扎，抬高患肢，早期功能锻炼，8周后负重。②行一期距下关节或三关节融合术。

• 饮食调护

手术当天饮食宜清淡、易消化，如稀饭、烂面、软饭等。

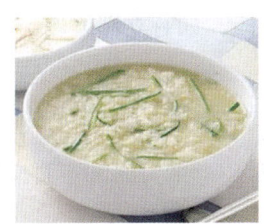
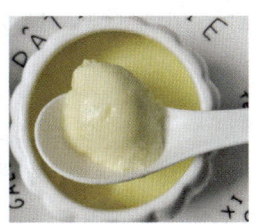

• 辨证施食

1. 骨折早期：饮食宜进清淡、易消化之品，如青菜、稀饭等，忌油腻之品。

2. 骨折中期：饮食宜进健脾益气之品，如大枣、山药、木耳、牛肉、瘦猪肉、鸡肉等。

3. 恢复期：

（1）肝肾阴虚者宜进食滋阴填精、滋养肝肾之品，如枸杞子、黑芝麻、黑（白）木耳等。药膳方：莲子百合瘦肉汤。忌辛辣香燥之品。

（2）肝肾阳虚者宜进食温壮肾阳、补精髓之品，如黑豆、核桃、杏仁、腰果、黑芝麻等。食疗方：干姜煲羊肉。忌生冷瓜果及寒凉食物。

• 用药注意事项

1. 内治法：遵医嘱正确服药，骨折早期选用伤一号合剂，活血化瘀，消肿止痛，通络接骨。恢复期选用伤四号合剂，调补气血，补肝肾，健脾和胃，强筋壮骨。骨折患者多用活血化瘀，理气止痛之药物，指导患者饭后温服，服药前后禁食酸冷辛辣刺激的食物。

2. 外治法：用骨科外用粉局部外敷，穴位贴局部外贴，用药期间观察局部皮肤有无过敏反应，如有立即停用。

• 情志调理

1. 注意调摄、平淡情志，避免七情过激和不良刺激，保持情绪稳定、平和、乐观开朗。
2. 鼓励患者表达内心感受，给予心理支持。
3. 指导患者掌握自我排解不良情绪的方法，如谈心释放法、转移法。

• 康复指导

1. 患者以卧床休息为主，平卧时将患肢抬高，利于血液循环。
2. 指导患者在日常生活中注意补钙，防止跌倒。
3. 骨折复位固定后即鼓励患者开始积极进行趾关节、膝关节及股四头肌的屈伸功能锻炼。
4. 患者不可过早下床负重，根据X线结果再决定下床行走的时间，以免影响骨折愈合。

27 跟骨骨折健康教育指导

• **功能锻炼**

1. 股四头肌等长收缩运动：术后1~2天即可进行股四头肌等长收缩练习。

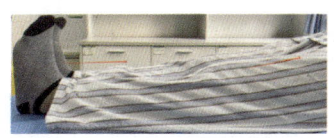

股四头肌等长收缩运动

2. 直腿抬高练习：术后2~4天即可进行直腿抬高练习。

3. 踝关节运动：术后1周后即可进行踝关节运动，环绕和屈伸锻炼。

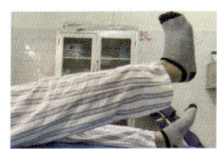 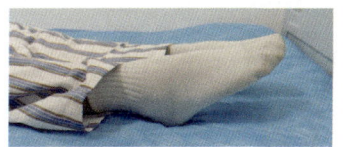

直腿抬高练习　　　　踝关节运动

4. 扶拐行走：术后2周伤口愈合后即可扶拐下地行走。

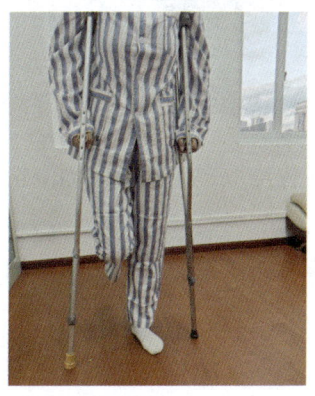

扶拐行走

 28 跟腱断裂健康教育指导

• 什么是跟腱断裂

跟腱是足踝后部最强大的肌腱，将小腿后方的肌肉与跟骨相连，负责踝关节的跖屈，对于日常行走、体育运动等十分重要。跟腱如果被过度拉伸，即会发生跟腱断裂，一般可分为急性断裂和慢性断裂。如果急性跟腱断裂，可能会听到爆裂声，出现脚后跟和小腿后部的疼痛，影响正常行走。按损伤的分型可分为：横断型、撕脱型、撕裂型。

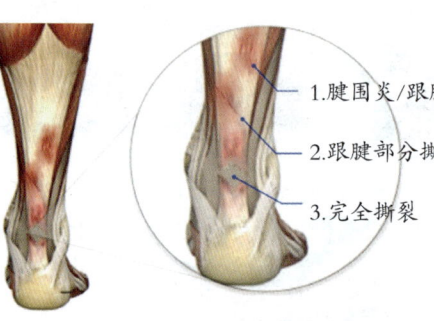

1. 腱围炎/跟腱炎/跟腱变形
2. 跟腱部分撕裂
3. 完全撕裂

• 跟腱断裂的表现

1. 疼痛：疼痛程度取决于跟腱及周围组织的损伤程度和患者的疼痛忍受程度。

2. 出血和肿胀：跟腱断裂及周围组织损伤常伴有出血，当出血量多时可看到皮下淤血、青紫等，有时局部可摸到凹陷。

3. 活动障碍：患肢无法单腿站立或踮起脚尖，无法完成蹬地、跳跃等动作。

4. 闻及撕裂声：在损伤时伤者可听到肌腱断裂的声响。

● 治疗方法

1. 非手术治疗：年老体弱、对运动要求不高的人群，可以先尝试进行非手术治疗，用石膏固定踝关节4~6周，日常使用拐杖辅助行走时避免患肢负重、多休息、局部冰敷等，疼痛严重还可以服用布洛芬缓释片、双氯芬酸钠缓释片、阿片类药物等，止痛消炎，促进恢复。疼痛明显者可行中医耳穴压籽治疗，并配合中药封包、穴位贴敷等缓解疼痛。

2. 手术治疗：术前做好足跟部的皮肤准备，防止皮肤破溃引起感染，术后监测患者生命体征，采用仰卧位，长腿石膏固定患肢屈膝45°、踝跖屈位30°，以使腓肠肌及跟腱处于松弛状态，密切观察病情变化及伤口渗血情况，加强基础护理，防止并发症的发生。注意观察患肢足趾活动及肿胀、神经感觉、皮肤颜色和温度等。

3. 术后缓解期：指导患者活动足趾、跖趾关节，行股四头肌收缩及直腿抬高活动。

● 饮食调护

手术当天饮食宜清淡、易消化，如稀饭、烂面、软饭等。

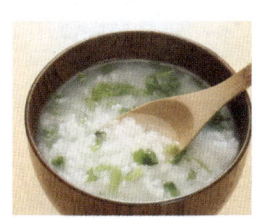
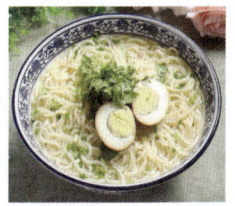

• 辨证施食

1. 骨折早期：饮食宜进清淡、易消化之品，如青菜、稀饭等，忌油腻之品。

2. 骨折中期：饮食宜进健脾益气之品，如大枣、山药、木耳、牛肉、瘦猪肉、鸡肉等。

3. 恢复期。

（1）肝肾阴虚者宜进食滋阴填精、滋养肝肾之品，如枸杞子、黑芝麻、黑（白）木耳等。药膳方：莲子百合瘦肉汤。忌辛辣香燥之品。

（2）肝肾阳虚者宜进食温壮肾阳、补精髓之品，如黑豆、核桃、杏仁、腰果、黑芝麻等。食疗方：干姜煲羊肉。忌生冷瓜果及寒凉食物。

• 用药注意事项

1. 内治法：遵医嘱正确服药，骨折早期选用伤一号合剂，活血化瘀，消肿止痛，通络接骨。恢复期选用伤四号合剂，调补气血，补肝肾，健脾和胃，强筋壮骨。骨折患者多用活血化瘀、理气止痛之药物，指导患者饭后温服，服药前后禁食酸冷辛辣刺激的食物。

2. 外治法：用骨科外用粉局部外敷，穴位贴局部外贴，用药期间观察局部皮肤有无过敏反应，如有立即停用。

• 情志调理

1. 注意调摄、平淡情志，避免七情过激和不良刺激，保持情绪稳定、平和、乐观开朗。

（5）术后3~4周更换石膏，石膏固定至腓骨小头下3cm处，注意避免压迫腓总神经，踝关节固定于跖屈20°，开始膝关节屈伸运动，可扶拐下地。

（6）满6周时去除石膏，术后8周开始提踵练习，逐步脱离拐杖。

（7）3个月后可以开始由慢走过度至快走练习，但是不能做大跳运动，防止意外摔倒发生再次断裂。

（8）康复中要循序渐进，根据自身情况逐渐地快走、慢跑、快跑、跳。

（9）快跑练习的同时可以进行提踵练习以增强肌力，由双脚提踵逐渐过渡到单脚提踵。6个月后可以逐渐恢复专业训练。

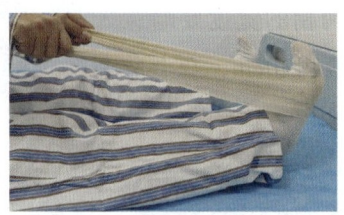

毛巾牵拉练习

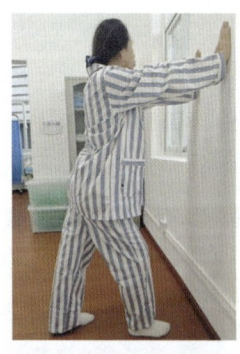

站立位腓肠肌拉伸练习

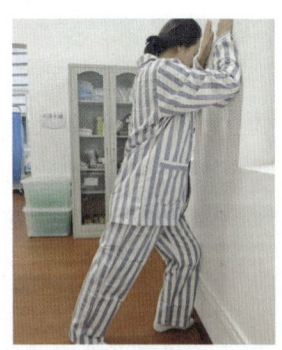

站立位比目鱼肌拉伸练习

28 跟腱断裂健康教育指导

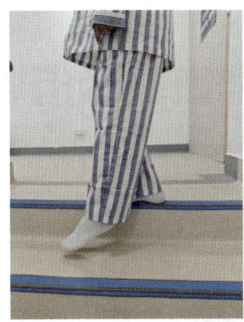
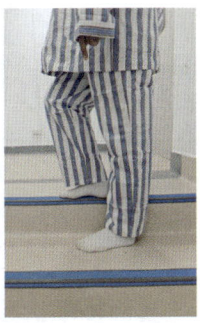

登台阶练习

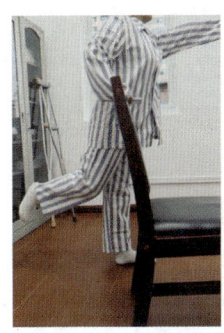
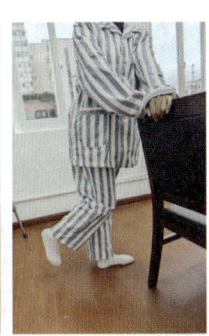

平衡与伸展练习

2. 出院指导。

（1）出院后注意预防感染、跟腱再次断裂等并发症的发生，告知患者术后6个月禁止剧烈运动。

（2）向患者讲述石膏绷带固定的目的，使其增加对固定治疗的重视度。

（3）向患者讲述功能锻炼的重要性，使其能遵医嘱执行。

（4）保持乐观愉快的心情，注意休息，增加营养，如有不适随时就诊，并定期复查。

29 骨盆骨折健康教育指导

• 什么是骨盆骨折

骨盆骨折是指骨盆骨性结构由于外力因素出现的骨质完整性破坏，出现骨盆的挤压变形，属于致死率和伤残率较高的疾病。骨盆骨折是一种常见病，主要病因为暴力因素，主要临床症状包括疼痛、活动困难、尿道周围淤青，可导致腹膜后血肿、盆腔内脏器损伤、神经损伤、脂肪与静脉栓塞等并发症。常见证型为骨断筋伤气滞血瘀证。

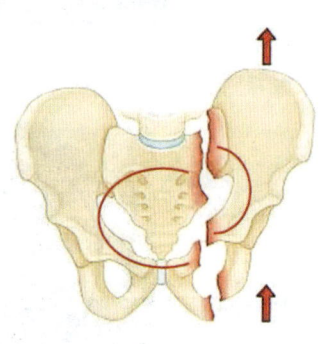

• 骨盆骨折的表现

主要临床症状包括疼痛、活动困难、尿道周围瘀青等。骨盆主要起保护内脏器官的作用，损伤可累及直肠、尿道等损伤，重症累及血管丛的患者可以出现失血性休克。

• 治疗方法

根据骨折的类型及分类的不同，骨折的治疗方法也不同。

1. 非手术治疗。无明显移位的骨盆环单处骨折只需卧床休息4周左右。单纯骶尾骨骨折也以卧床休息为主，臀部可垫气圈或软垫，因复位后无法固定，故肛指手法复位意义不大；骶尾部损伤无论骨折与否都可能导致长期的骶尾部疼痛。骨盆边缘性撕脱骨折视撕脱部位不同，采用放松附着点肌肉的相应体位，休息4周左右即可。

2. 手术治疗。

（1）外固定治疗：通常用于急诊治疗，作为临时固定治疗，对于骨盆骨折者可以及时行外固定治疗，控制出血，保持骨盆稳定性，防止对盆腔内血管及内脏的进一步创伤，同时可以缓解患者疼痛感，减轻患者恐惧感，操作简单，易于实施。

（2）内固定治疗：主要用于不稳定骨盆骨折的患者，分为前、后环固定。前者主要应用于耻骨联合和耻骨支骨折，后者主要适用于骶骨等。部分病例应当先进行牵引纠正移位后再行手术内固定。

3. 术后缓解期。指导患者进行踝关节屈伸及股四头肌收缩功能锻炼。

● 饮食调护

手术当天饮食宜清淡、易消化，如稀饭、烂面、软饭等。

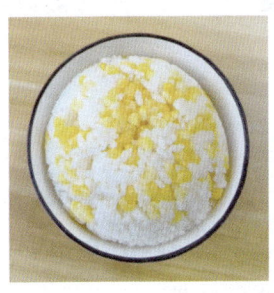
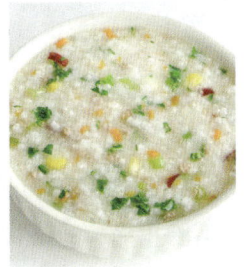

• 辨证施食

1. 骨折早期：饮食宜进清淡、易消化之品，如青菜、稀饭等，忌油腻之品。

2. 骨折中期：饮食宜进健脾益气之品，如大枣、山药、木耳、牛肉、瘦猪肉、鸡肉等。

3. 恢复期。

（1）肝肾阴虚者宜进食滋阴填精、滋养肝肾之品，如枸杞子、黑芝麻、黑（白）木耳等。药膳方：莲子百合瘦肉汤。忌辛辣香燥之品。

（2）肝肾阳虚者宜进食温壮肾阳、补精髓之品，如黑豆、核桃、杏仁、腰果、黑芝麻等。食疗方：干姜煲羊肉。忌生冷瓜果及寒凉食物。

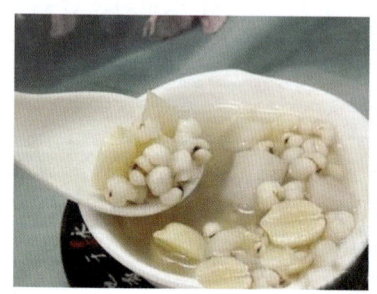
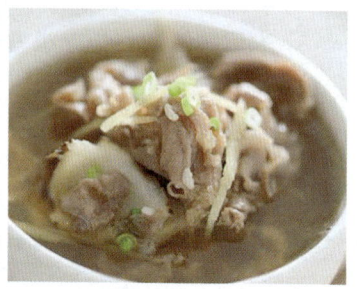

• 用药注意事项

1. 内治法：遵医嘱正确服药，骨折早期选用伤一号合剂，活血化瘀，消肿止痛，通络接骨。恢复期选用伤四号合剂，调补气血，补肝肾，健脾和胃，强筋壮骨。骨折患者多用活血化瘀、理气止痛之药物，指导患者饭后温服，服药前后禁食酸冷辛辣刺激的食物。

2. 外治法：用骨科外用粉局部外敷，穴位贴局部外贴，用药期间观察局部皮肤有无过敏反应，如有立即停用。

• 情志调理

1. 注意调摄、平淡情志，避免七情过激和不良刺激，保持情绪稳定、平和、乐观开朗。

2. 鼓励患者表达内心感受，给予心理支持。

3. 指导患者掌握自我排解不良情绪的方法，如谈心释放法、转移法。

• 助行器使用

1. 第一步：站在助行器框架内的合适位置，双手扶住助行器手柄，将身体的重量放在健腿（没有做手术的腿）和助行器上。

2. 第二步：将助行器前移20cm左右。

3. 第三步：迈出与患肢（做手术的腿）同样的距离，此时将重心前移到手腕，利用助行器来支撑身体重量，然后移动健肢（没有做手术的腿）到与患肢齐平位置，站稳后再重复上述步骤。

4. 行走时眼睛应平视前方，注意抬头挺胸收腹，家属应在后方保护。步伐不宜太大，步伐以达到助行器的一半为宜，太过向前容易重心不稳而跌倒，也不能把助行器放得太远，否则会扰乱助行器平衡，导致不稳。

- 康复指导

1. 固定后抬高患肢，促进静脉回流，减轻肿胀。
2. 注意观察伤肢远端血液循环、感觉、运动等情况。
3. 遵医嘱进行功能锻炼，防止关节强直。
4. 预防压疮：保持床铺平整、干燥、无碎屑，发现潮湿及时更换，每2~4小时翻身1次，翻身时做到肩、髋呈一直线，避免患侧卧位。
5. 便秘者，可按摩腹部或遵医嘱服用缓泻药物。大便失禁者，做好会阴部护理。
6. 保持呼吸道通畅，定时翻身、拍背，鼓励患者咳嗽、排痰，预防坠积性肺炎。

- 功能锻炼

1. 踝关节运动：术后当天即可进行踝泵练习，多动脚踝，踝背伸至最大程度停留10秒，后跖屈至最大程度停留10秒，重复10次，然后缓慢旋转脚踝20圈，休息片刻后再重复2组，每天至少3次。

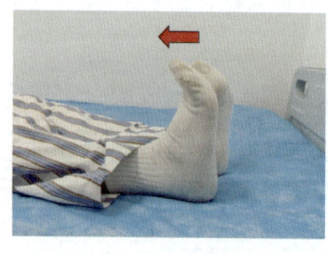 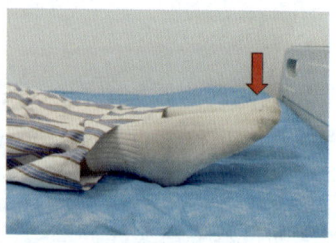

29 骨盆骨折健康教育指导

2. 股四头肌等长收缩运动：术后1~2天即可进行股四头肌等长收缩练习。

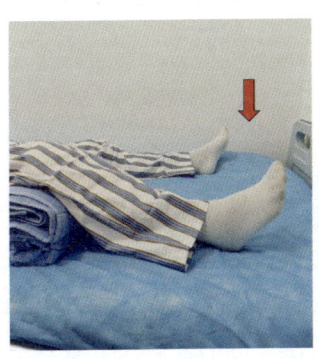
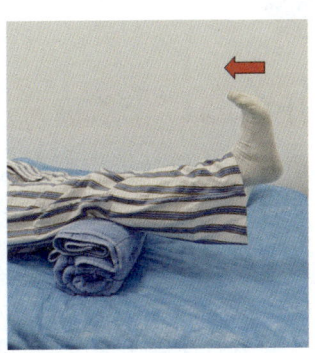

3. 手术3天后关节活动训练：自主缓慢练习屈膝、屈髋，不超过90°，前期控制在15°左右，每次3组，每组15~20个，每天3次。

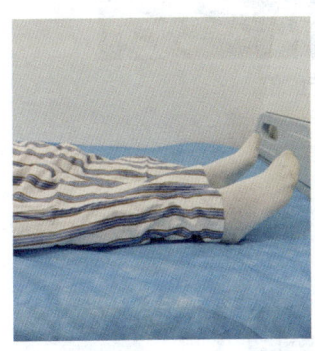
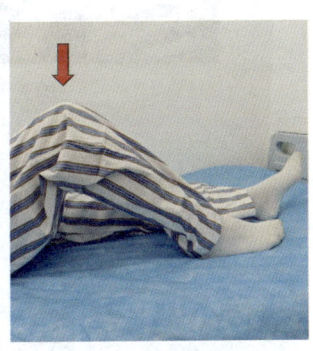

4. 术后3~4周患者可使用步行器辅助行走，先将步行器摆在身体前20cm处，先迈出术腿，再使未手术腿跟上，如此循环。

30 肩关节脱位健康教育指导

• 什么是肩关节脱位

肩关节脱位是指肩胛盂与肱骨头失去正常的解剖对合关系。肱骨头大,关节盂浅而小,关节囊松弛,其前下方组织薄弱,关节活动范围大,遭受外力机会多等。因此,肩关节脱位是临床上常见的关节脱位之一,且多发生于青壮年,男性多于女性。分为急性创伤性肩关节脱位、陈旧性肩关节脱位、复发性肩关节脱位。

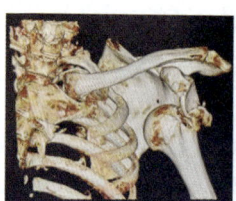
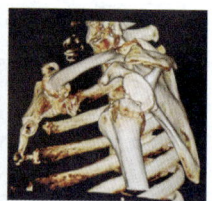

肩关节脱位

• 肩关节脱位的表现

肩部疼痛,活动受限,方肩畸形,弹性固定,搭肩试验阳性。

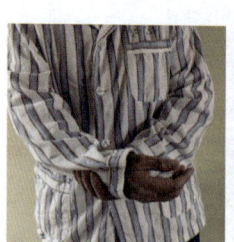
肩部疼痛

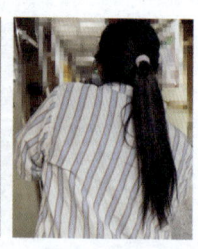
肩部活动受限

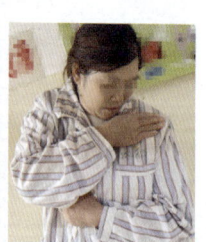
方肩畸形

30 肩关节脱位健康教育指导

● 治疗方法

1. 手法复位：牵引复位法、足蹬法、旋转复位法。复位后观察末梢循环、肤温、肤色、活动、感觉等情况，并用合适的支具将患肢悬挂于胸前，保持轻度外展、外旋位，并检查支具穿戴的松紧度，保持有效固定。疼痛明显者可行中医耳穴压籽治疗，并配合中药封包、穴位贴敷等缓解疼痛。

2. 手术复位：肩关节后脱位一般伴有肱骨头或肩盂的骨折，新鲜后脱位手法复位不易成功，多采用手术复位。术前做好心理护理，消除顾虑，缓解紧张情绪，常规做好各项辅助检查，做好饮食指导及皮肤准备。术后监测患者生命体征，密切观察病情变化及伤口渗血情况，加强基础护理及体位护理，防止并发症的发生。注意观察四肢感觉、运动及二便情况。

3. 术后缓解期指导患者行肱三头肌收缩及旋臂运动，根据情况行肩关节功能锻炼。

● 饮食调护

手术当天饮食宜清淡，易消化，如稀饭、烂面、软饭等。

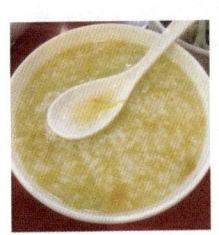 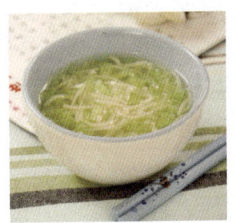

● 辨证施食

1. 气滞血瘀型：宜进食行气、活血化瘀的食物，如白萝卜、黑木耳、桃仁等食物。

2. 肝肾亏虚型：宜进食补益肝肾之食物，如猪肝、羊肝、枸杞子等。

3. 风寒湿痹型：宜进食祛风散寒、活血通络之食物，如牛肉、羊肉、葱、姜、蒜等。

● 用药注意事项

1. 内治法：遵医嘱正确服药，骨折早期选用伤一号合剂，活血化瘀，消肿止痛，通络接骨。恢复期选用伤四号合剂，调补气血，补肝肾，健脾和胃，强筋壮骨。骨折患者多用活血化瘀、理气止痛之药物，指导患者饭后温服，服药前后禁食酸冷辛辣刺激的食物。

2. 外治法：用骨科外用粉局部外敷，穴位贴局部外贴，用药期间观察局部皮肤有无过敏反应，如有立即停用。

● 情志调理

1. 注意调摄、平淡情志，避免七情过激和不良刺激，保持情绪稳定、平和、乐观开朗。

2. 鼓励患者表达内心感受，给予心理支持。

3. 指导患者掌握自我排解不良情绪的方法，如谈心释放法、转移法。

● 支具使用

1. 保守治疗：关节固定于内收、内旋屈肘90°，三角巾固定3周。

2. 手术治疗：肩关节保持外展90°，内收45°，肘关节屈曲90°。

3. 佩戴支具期间检查受压皮肤情况，确保松紧适宜，有效佩戴。

30　肩关节脱位健康教育指导

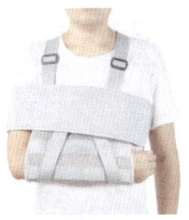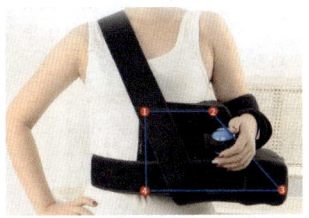

支具使用

● **功能锻炼**

原则：个体化、循序渐进。

1. 固定期间：进行手指、腕关节及肘关节的抗阻力训练。

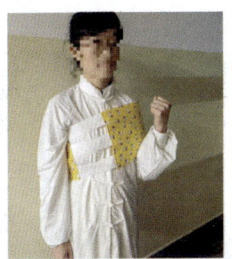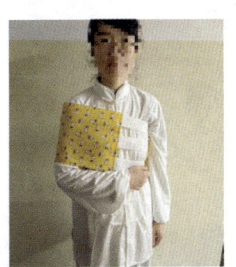

手、腕、指抗阻力训练　　肘关节抗阻力训练

2. 解除固定后第1周：肩关节钟摆运动；肩关节前屈（前臂与躯干垂直呈90°）、内收（肩关节内收20°~30°，上臂置于胸侧，肘可触及胸侧乳房部位45°）、内旋（手臂自动后伸，经身后，手可触及对侧肋部或肩胛）的主动运动。

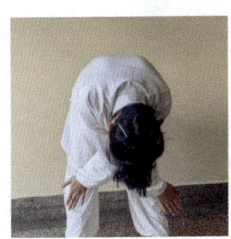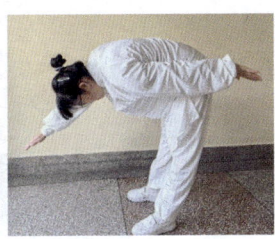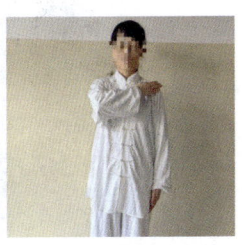

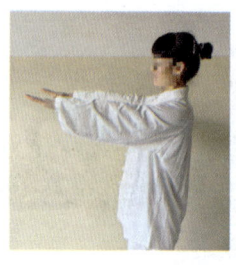
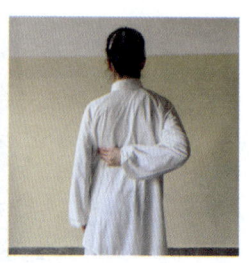

3. 解除固定后第2周：肩外展（肩关节外展与躯体呈90°）抗阻力锻炼、肩后伸（肩关节向身后与躯干呈30°~45°）抗阻力锻炼、肩外旋（手臂上举向后上方能触及对侧耳朵或枕部）抗阻力锻炼。

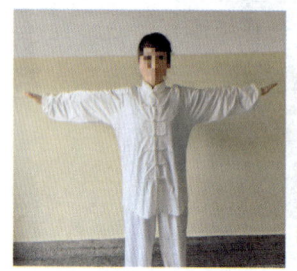
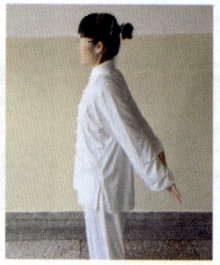
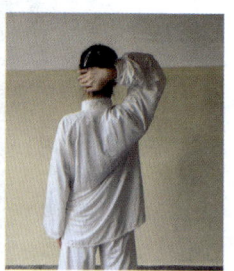

4. 解除固定后的第3周：手指爬墙外展、爬墙上举（手臂与头颈呈平行线，肩关节呈150°~170°）运动。

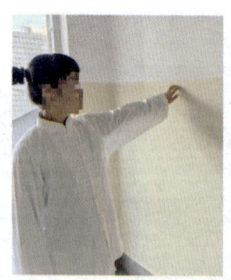
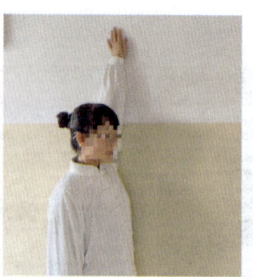

 胫腓骨骨折健康教育指导

• 什么是胫腓骨骨折

胫腓骨骨折是骨科常见的创伤,指自胫骨平台以下至踝上部发生的骨折,多为直接暴力所致(压砸、冲撞、高处坠落等)。由于胫骨前方仅有皮肤覆盖,故容易发生开放性骨折。其中以胫骨干单骨折最多见,胫腓骨干双骨折次之。胫骨是连接股骨下方支撑体重的重要骨骼,腓骨是附连小腿肌肉的重要骨骼。常见证型为气滞血瘀证(伤后1~2周)、瘀血凝滞证(伤后2~4周)、肝肾亏损证(伤后>4周)。

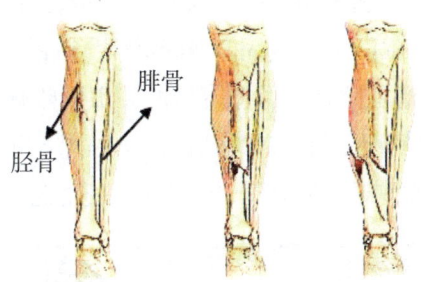

• 胫腓骨骨折的症状

胫骨上1/3骨折易压迫腘动脉,造成小腿下段缺血;胫骨中1/3骨折淤血易造成骨筋膜室综合征,造成小腿肿胀、缺血,甚至坏死;胫骨下1/3骨折,由于肌肉和血供不足易造成骨折延迟

愈合或不愈合。常见主要症状包括患肢疼痛、肿胀、畸形。因此，应重点关注患肢疼痛及肿胀程度、皮温、皮色、足背动脉和胫后动脉搏动、足部活动和感觉等情况。

● 治疗方法

胫腓骨骨折主要治疗原则是复位、固定及功能锻炼，目的在于恢复小腿承重功能，纠正骨折端成角畸形与旋转移位。

1. 非手术治疗：手法复位外固定，适用于稳定性骨折，如石膏固定。需严密观察患肢疼痛、肿胀、皮温、皮色、足背动脉搏动及有无肢体麻木等情况，警惕因外固定过紧造成骨筋膜室综合征。

2. 手术治疗：因石膏固定需超关节范围固定，胫腓骨骨折愈合时间长，长时间石膏固定，膝、踝关节功能易受影响，为促进早期康复及不稳定型骨折需行手术治疗，如髓内钉内固定术、切开复位接骨板内固定术、外固定架固定术、植骨内固定术等。术前需严密观察患肢疼痛、肿胀等情况，术后监测患者生命体征，密切观察病情变化及伤口渗血情况，加强基础护理，防止并发症的发生。注意观察四肢感觉、运动及二便情况。

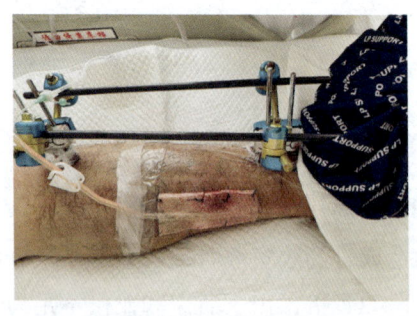

31　胫腓骨骨折健康教育指导

● 饮食调护

手术当天饮食宜清淡、易消化，如米汤、稀饭、烂面、鸡蛋羹等。

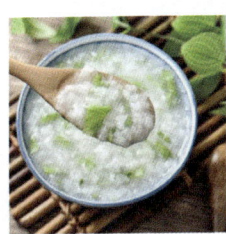 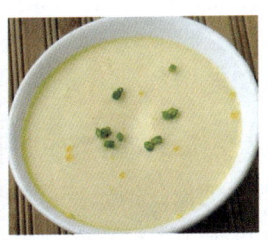

● 辨证施食

1. 骨折早期（1~2周）：饮食宜进清淡易消化行气活血之品，忌酸辣、燥热、油腻等，不能喝骨头汤。可多食黑木耳、山楂、桃仁、白萝卜、鲫鱼汤等。

2. 骨折中期（2~4周）：饮食宜适当转为高营养，以满足骨痂生长需要，宜进食温阳散寒、活血通络的食物，可加骨头汤、动物肝脏、高维生素、高蛋白饮食。如羊肉、龙眼、山楂、韭菜等。

3. 骨折后期（4周以后）：宜补益肝肾气血以促进骨痂生成。如黑豆、枸杞、腰果等。

● 用药注意事项

1. 内治法：遵医嘱正确服药，骨折早期活血化瘀、理气止痛兼顾选用伤一号合剂或桃红四物汤。骨折中期和营止痛、接骨续筋，选用和营止痛汤、续骨活血汤。骨折后期调补气血，补益肝肾、健脾和胃、强筋壮骨选用伤四号合剂。指导患者饭后温服，服药前后禁食酸冷辛辣刺激的食物。

2. 外治法：用骨科外用粉局部外敷，穴位贴局部外贴，用药期间观察局部皮肤情况，如有过敏反应立即停用。

● 情志调理

1. 猝然受伤或遭受意外打击，内心会有紧张、焦虑等情绪，属于正常现象，但长期保持不良情绪会导致气血不和、肝气郁结，从而不利于机体恢复。

2. 注意调摄、平淡情志，避免七情过激和不良刺激，保持情绪稳定、平和、乐观开朗，多表达内心感受。

3. 找到自我排解不良情绪的方法，如谈心释放法、转移法、五音疗法等。

● 康复指导

1. 体位摆放：患肢抬高，促进下肢血液循环，减轻肿胀及疼痛刺激。

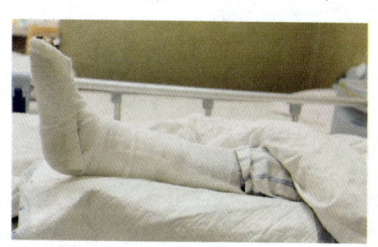

2. 关节活动度训练：术后麻醉苏醒即可行足趾屈、伸动作及踝泵练习，跖屈5秒后背伸5秒。清醒状态下每小时1次，每次15~20个。

31 胫腓骨骨折健康教育指导

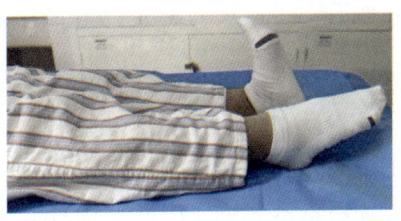

3. 肌力训练：术后麻醉苏醒可开始行股四头肌等长收缩练习；随体力恢复术，后3~4周可在医师指导下行非负重体位下直腿抬高练习及屈膝练习，以促进髋膝关节周围肌肉力量恢复。

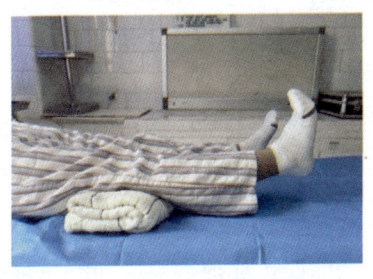

膝关节后方垫薄枕并下压，使小腿产生向上抬离床面的趋势，使大腿前侧紧绷感即可，保持该动作10秒，重复30次。

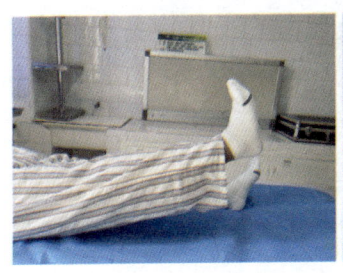 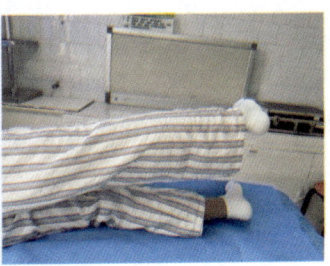

4. 负重训练：负重起始时间依据骨折稳定程度、骨折类

型、年龄、骨质情况、骨折愈合程度等，主管医生及护士会根据患者综合情况评估后进行相应个性化指导，一般情况下，部分负重可在术后3~6周开始，但应在医生允许情况下借助双拐循序渐进练习。①持双拐时患肢脚底要放平，不能悬空，切忌脚尖着地。②经锻炼后直至骨折部位无疼痛不适，腿部有力，可改单拐逐渐负重锻炼，直至骨折愈合弃拐完全负重。

● 出院指导

1. 出院后注意预防感染、再次骨折等并发症的发生，胫腓骨干骨折者不宜过早下地行走，否则可能出现骨折延迟愈合或畸形愈合。

2. 术口拆线后7天，伤口周围无红肿、渗液、不愈合等情况下可清水淋浴，伤口完全结痂脱落后可正常使用香皂、沐浴露等。

3. 术后坚持功能锻炼能促进患肢功能早日康复，锻炼后如感患肢疼痛可冰敷患处，每次15分钟，尽量避免下肢下垂低于心脏位置，以免影响患肢血液循环导致肢体肿胀等并发症。

4. 保持乐观愉快的心情，注意休息，增加营养，多晒太阳，进食高蛋白、高钙、高维生素饮食。如有不适及时就诊。

5. 术后复查：术后2周、1个月、3个月、半年、1年门诊复查。

32 石膏固定术健康教育指导

• 什么是石膏固定术

石膏固定术是一种常见的骨折治疗方法，通过将石膏固定在骨折部位，可以保护骨折断端，促进骨折愈合。然而，石膏固定术后需要患者进行一定的护理和注意事项，以确保骨折能够顺利愈合并减少并发症的发生。

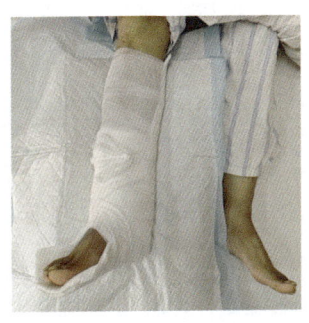

• 骨科常见的石膏

骨科医用石膏主要分两种，即树脂型石膏和石灰石膏，树脂型石膏和身体的贴合度比较好，费用相对较低，适合大多数人群。石灰石膏一般比较坚硬，对骨折的部位进行固定，能促使骨折的部位快速愈合，但价格相对较高，并且比较笨重，易断裂。

• 辨证施食

1. 骨折早期：饮食宜进清淡、易消化之品，如青菜、稀饭等，忌油腻之品。
2. 骨折中期：饮食宜进健脾益气之品，如大枣、山药、木耳、牛肉、瘦猪肉、鸡肉等。

3. 恢复期。

（1）肝肾阴虚者宜进食滋阴填精、滋养肝肾之品，如枸杞子、黑芝麻、黑（白）木耳等。药膳方：莲子百合瘦肉汤。忌辛辣香燥之品。

（2）肝肾阳虚者宜进食温壮肾阳、补精髓之品，如黑豆、核桃、杏仁、腰果、黑芝麻等。食疗方：干姜煲羊肉。忌生冷瓜果及寒凉食物。

● 用药注意事项

1. 内治法：遵医嘱正确服药，骨折早期选用伤一号合剂，活血化瘀，消肿止痛，通络接骨。恢复期选用伤四号合剂，调补气血，补肝肾，健脾和胃，强筋壮骨。骨折患者多用活血化瘀、理气止痛之药物，指导患者饭后温服，服药前后禁食酸冷辛辣刺激的食物。

2. 外治法：用骨科外用粉局部外敷，穴位贴局部外贴，用药期间观察局部皮肤有无过敏反应，如有立即停用。

● 情志调理

1. 注意调摄、平淡情志，避免七情过激和不良刺激，保持情绪稳定、平和、乐观开朗。

2. 鼓励患者表达内心感受，给予心理支持。

3. 指导患者掌握自我排解不良情绪的方法，如谈心释放法、转移法。

32 石膏固定术健康教育指导

• 什么是石膏固定术

石膏固定术是一种常见的骨折治疗方法,通过将石膏固定在骨折部位,可以保护骨折断端,促进骨折愈合。然而,石膏固定术后需要患者进行一定的护理和注意事项,以确保骨折能够顺利愈合并减少并发症的发生。

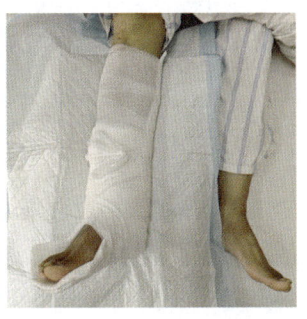

• 骨科常见的石膏

骨科医用石膏主要分两种,即树脂型石膏和石灰石膏,树脂型石膏和身体的贴合度比较好,费用相对较低,适合大多数人群。石灰石膏一般比较坚硬,对骨折的部位进行固定,能促使骨折的部位快速愈合,但价格相对较高,并且比较笨重,易断裂。

• 辨证施食

1. 骨折早期:饮食宜进清淡、易消化之品,如青菜、稀饭等,忌油腻之品。
2. 骨折中期:饮食宜进健脾益气之品,如大枣、山药、木耳、牛肉、瘦猪肉、鸡肉等。

3. 恢复期。

（1）肝肾阴虚者宜进食滋阴填精、滋养肝肾之品，如枸杞子、黑芝麻、黑（白）木耳等。药膳方：莲子百合瘦肉汤。忌辛辣香燥之品。

（2）肝肾阳虚者宜进食温壮肾阳、补精髓之品，如黑豆、核桃、杏仁、腰果、黑芝麻等。食疗方：干姜煲羊肉。忌生冷瓜果及寒凉食物。

● 用药注意事项

1. 内治法：遵医嘱正确服药，骨折早期选用伤一号合剂，活血化瘀，消肿止痛，通络接骨。恢复期选用伤四号合剂，调补气血，补肝肾，健脾和胃，强筋壮骨。骨折患者多用活血化瘀、理气止痛之药物，指导患者饭后温服，服药前后禁食酸冷辛辣刺激的食物。

2. 外治法：用骨科外用粉局部外敷，穴位贴局部外贴，用药期间观察局部皮肤有无过敏反应，如有立即停用。

● 情志调理

1. 注意调摄、平淡情志，避免七情过激和不良刺激，保持情绪稳定、平和、乐观开朗。

2. 鼓励患者表达内心感受，给予心理支持。

3. 指导患者掌握自我排解不良情绪的方法，如谈心释放法、转移法。

32 石膏固定术健康教育指导

• 康复指导

1. 石膏固定术体位指导。

四肢的石膏固定,需将患肢抬高,卧位休息时,患肢应予枕垫抬高,使患处高于心脏15cm,利于患肢血液循环及淋巴回流,预防肿胀。勿患侧卧位,避免压迫患肢,上肢石膏固定患者,坐位或站位时,可用悬挂带,将患肢屈肘90°吊于胸前。

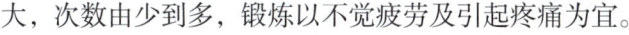

2. 功能锻炼指导。

主要是患肢的功能锻炼,以循序渐进为原则,活动范围由小到大,次数由少到多,锻炼以不觉疲劳及引起疼痛为宜。

(1)早期康复:自伤后或术后3~6周内,此期主要表现为肢体肿胀,局部疼痛。

①抬高患肢,消除肿胀。

②经常活动未固定的关节。

③固定的肢体行肌肉舒缩活动,如上肢的手指伸屈,握拳活动;下肢的踝泵运动;股四头肌舒缩活动,每日进行多次,每次15~20分钟。

(2)中期康复:自伤后或术后3~6周起至8~10周,表现为肢体肌肉萎缩明显,固定的关节僵硬。此期康复的目的是恢复肌力和关节活动,应逐渐增加肌力锻炼,增加关节活动量,但由于骨折初步愈合,故用力屈曲关节或被动屈曲关节应慎重。

(3)晚期康复:骨折愈合并去除石膏固定,上肢骨折可从轻到重提物锻炼肌力,下肢可扶拐不负重行走,逐渐弃拐行走。

3. 病情观察指导。

石膏固定期间如出现以下情况，应及时报告医护人员进行相应处理。

（1）与健侧皮肤相对照，发现患肢指（趾）端皮肤颜色苍白，发绀（呈紫色）或肿胀时。

（2）石膏内某处或骨室部位有疼痛或有脓性分泌物流出，嗅之有腐臭味时。

（3）石膏有渗血，并且渗血范围逐渐增大时。

（4）石膏敷料过紧，引起不适感时。

（5）当患肢肿胀消退后石膏固定松动时。

4. 出院指导。

（1）注意患肢指（趾）端血循环情况，如出现指（趾）端发绀、苍白、温度降低或不能活动，皮肤感觉减退应立即到医院就诊。

（2）如患肢骨突部位持续性疼痛也应及时到医院就诊，以防止压迫性溃疡和皮肤坏死出现。

（3）保持患肢处于正确的位置，保持抬高位。

（4）继续加强患肢肌肉舒缩活动及关节锻炼，保持石膏清洁、干燥。

（5）保证充足的睡眠和合理饮食，注意补充钙质。

（6）定期回院复查，根据复查情况在医生指导下拆除石膏，勿擅自拆除石膏。

33 小夹板固定健康教育指导

• 什么是小夹板固定术

小夹板固定是利用与肢体外形相适应的特制夹板做外固定物，间接固定骨折部位，使骨折或脱位在愈合过程中保持良好的对位。因其固定一般不超过关节，所以关节仍可伸屈，有利于康复锻炼和功能恢复，并可缩短骨折愈合的时间，是目前骨折治疗中最常见、最简单的方法之一。

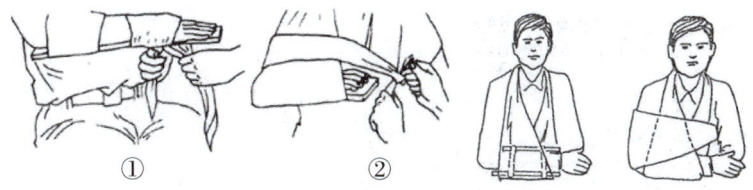

桡骨、尺骨骨折固定法

• 小夹板固定原理

1. 利用力量相等而方向相反的外固定力，抵消骨折端移位倾向力。

2. 利用外固定装置的杠杆来应对机体内部的杠杆，使肢体内部因骨折所致的不平衡重新恢复。

3. 通过捆扎带对夹板的束缚力向固定垫施压，予以矫正骨折端成角和侧方移位的应力。

4. 小夹板有效固定骨折的同时，通过肌肉的主动收缩活动增强内在固定力，矫正残余的畸形。

● 小夹板的优点

使用方便，价格低廉，患者容易接受，观察方便，能及时发现并发症；固定范围小，有利于关节早期活动，可以防止关节僵硬、肌肉萎缩等并发症。

● 小夹板的缺点

对大腿骨折、长斜形短缩移位骨折固定效果不佳，使用不当会对肢体造成严重的后果，如压力性溃疡、骨筋膜室综合征等，肢体肿胀消退后，夹板松动失去固定作用，可造成骨折再次移位。

1. 适应证。

适用于四肢长管状骨折复位后的固定，防止骨折断端移位，维持对位，如上肢的肱骨、尺骨、桡骨骨折，下肢的胫骨、腓骨骨折。

2. 禁忌证。

患肢有血液循环障碍及神经功能受损者，开放性骨折或皮肤广泛擦伤者，体形过于肥胖，小夹板无法固定或固定后无法达到目的，影响骨折愈合者，不能按时复诊者。

● 护理要点

1. 向患者及家属宣教小夹板固定的作用及注意事项。

2. 根据骨折部位及患者体型情况，选择合适的小夹板、压力垫、绷带及系带的长度。

3. 抬高患肢，使其略高于心脏水平面，利于肿胀消退，对夹板固定的新患者应做好交接，重点观察患肢血液循环情况，特别是最开始3天之内，如果发现肢端发冷、肤色发紫、感觉迟钝、手指或足趾不能主动活动等情况，说明血液循环障碍，应

33 小夹板固定健康教育指导

立即松解夹板,及时告知医生处置,防止发生缺血性肌萎缩。

4. 观察夹板固定系带的松紧度,夹板系带的松紧度以能上下移动1cm为度。如移动超过1cm,说明系带过于松弛;如不能上下移动,说明系带过紧,应立即调整。观察疼痛变化,辨别疼痛的性质,如有不适应及时告知医生调整。

5. 指导患者主动进行功能锻炼。

● 辨证施食

1. 骨折早期:饮食宜进清淡、易消化之品,如青菜、稀饭等,忌油腻之品。

2. 骨折中期:饮食宜进健脾益气之品,如大枣、山药、木耳、牛肉、瘦猪肉、鸡肉等。

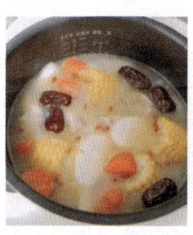 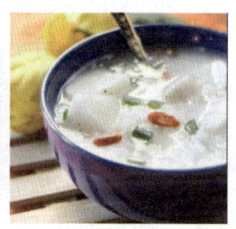

3. 恢复期。

(1)肝肾阴虚者宜进食滋阴填精、滋养肝肾之品,如枸杞子、黑芝麻、黑(白)木耳等。药膳方:莲子百合瘦肉汤。忌辛辣香燥之品。

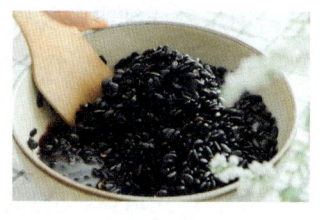

(2)肝肾阳虚者宜进食温壮肾阳、补精髓之品,如黑豆、核桃、杏仁、腰果、黑芝麻等。食疗方:干姜煲羊肉。忌生冷瓜果及寒凉食物。

- **用药注意事项**

　　1. 内治法：遵医嘱正确服药，骨折早期选用伤一号合剂，活血化瘀、消肿止痛、通络接骨。恢复期选用伤四号合剂，调补气血，补肝肾，健脾和胃，强筋壮骨。骨折患者多用活血化瘀、理气止痛之药物，指导患者饭后温服，服药前后禁食酸冷辛辣刺激的食物。

　　2. 外治法：用骨科外用粉局部外敷，穴位贴局部外贴，用药期间观察局部皮肤有无过敏反应，如有立即停用。

- **情志调理**

　　1. 注意调摄、平淡情志，避免七情过激和不良刺激，保持情绪稳定、平和、乐观开朗。

　　2. 正确表达内心感受，给予心理支持。

　　3. 掌握自我排解不良情绪的方法，如谈心释放法、转移法。

- **康复指导**

　　1. 对小夹板固定的患者需回家静养时，应向其本人及其家属交代注意事项，介绍骨折愈合的进度和去除夹板固定的指征，向患者详细讲解复查时间和就诊要求，不能擅自去除夹板外固定，否则会造成骨折移位，如有不适及时随诊。

　　2. 掌握功能锻炼的正确方法，合理安排运动强度及运动量，运动时间要因人因病而异，循序渐进，切忌盲目地进行粗暴活动，以免造成新的损伤。

　　3. 学会观察指（趾）端血运的方法，如果疼痛剧烈，指（趾）端青紫，应立即就医。

　　4. 合理安排饮食，保证营养，卧床患者鼓励其多饮水，多

33 小夹板固定健康教育指导

食蔬菜和水果,养成定时排便的习惯,预防便秘的发生。

5. 做好个人卫生,定时沐浴、洗发,保持皮肤的清洁。

• 功能锻炼

1. 股四头肌等长收缩运动:术后1~2天即可进行股四头肌等长收缩练习。

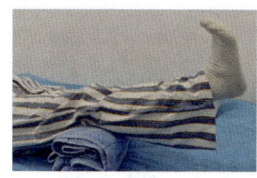 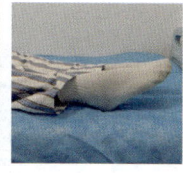 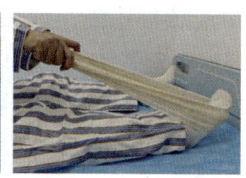

2. 直腿抬高练习:术后2~4天即可进行直腿抬高练习。

3. 踝关节运动:术后1周后即可进行踝关节运动,环绕和屈伸锻炼。

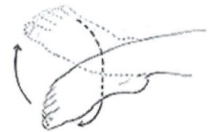 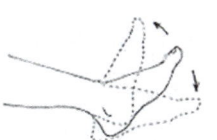

踝关节环绕运动　　　　屈伸功能锻炼

4. 腕关节运动。

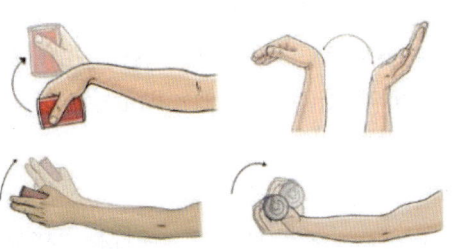

34 肋骨骨折健康教育指导

• 什么是肋骨骨折

肋骨骨折是指暴力直接或间接作用于肋骨，使肋骨的完整性和连续性中断，是最常见的胸部损伤，多发生在第4~10肋，一般由外来暴力所致。多见于成年人，骨折可以是一根或多根肋骨，亦可是一根一处或多根多处骨折。常发生于交通事故、坠落、摔伤或直接打击等外伤后。

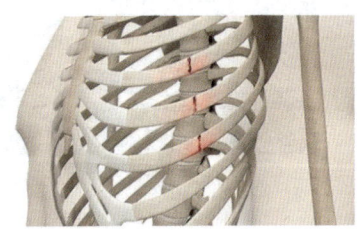

• 肋骨骨折的表现

伤后的伤处胸壁肿胀，可有畸形，局部压痛，可触及骨折断端或摩擦感，有间接挤压痛。多根多处肋骨骨折时，可见反常呼吸运动，部分患者出现皮下气肿。开放性肋骨骨折时，可有伤口和出血，甚至合并开放性气胸。

• 治疗方法

根据骨折的类型及分类的不同，骨折的治疗方法也不同，包括手术治疗、非手术治疗及其他辅助治疗方法。

• 饮食调护

手术当天饮食宜清淡、易消化，如稀饭、烂面、软饭等。

34 肋骨骨折健康教育指导

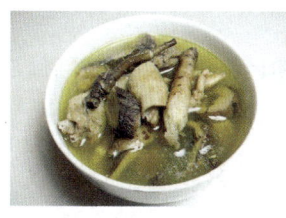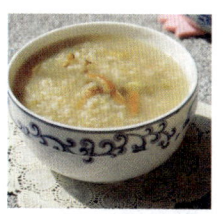

• 辨证施食

1. 骨折早期（1~2周期）：饮食宜进清淡、易消化之品，忌油腻之品，宜多食黑木耳、金针菇、鲫鱼汤、山楂、桃仁、白萝卜等行气活血之品。

2. 骨折中期（3~4周期）：宜适当转为高营养补充，以满足骨痂生长的需要，可加骨头汤、动物内脏、以补给多种维生素、钙及蛋白质。

3. 骨折后期（4周以后）肝肾亏虚证：宜补益肝肾气血，以促进更牢固骨痂生成，如骨头汤、蛋黄、鱼肝油、黑豆、核桃、杏仁、腰果、枸杞子等。患者受伤后易导致脾胃运化失常，所以要给以清淡而富有营养的食物，如莲子、蛋羹、牛奶、豆制品等。饮食不可过咸或过甜。忌食海腥、辛辣之品，忌烟酒。禁食生冷油腻、肥厚之品以防助湿生痰。多食水果、蔬菜以通利大便。每日喝凉蜂蜜水防止便秘，多饮水以稀释痰液。

• 用药注意事项

1. 内治法：遵医嘱正确服药，骨折早期选用伤一号合剂，活血化瘀，消肿止痛，通络接骨。恢复期选用伤四号合剂，调补气血，补肝肾，健脾和胃，强筋壮骨。骨折患者多用活血化瘀、理气止痛之药物，指导患者饭后温服，服药前后禁食酸冷辛辣刺激的食物。

2. 外治法：用骨科外用粉局部外敷，穴位贴局部外贴，用药期间观察局部皮肤有无过敏反应，如有立即停用。

● 情志调理

1. 注意调摄、平淡情志，避免七情过激和不良刺激，保持情绪稳定、平和、乐观开朗。

2. 鼓励患者表达内心感受，给予心理支持。

3. 指导患者掌握自我排解不良情绪的方法，如谈心释放法、转移法。

4. 保证病员充足的睡眠，早睡早起，午间可睡2小时左右午觉，时间勿过长，以免影响夜间睡眠。

● 康复指导

1. 患者以卧床休息为主，半卧位休息。

2. 体位指导：坐位或半坐卧位，有利保持呼吸畅通。床头抬高30°，使膈肌下降，扩大通气量，可以改善气紧的症状，患者可以进行腹式呼吸训练。

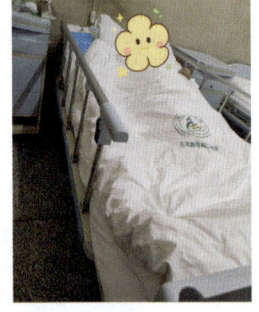

3. 正确佩戴肋骨固定带。

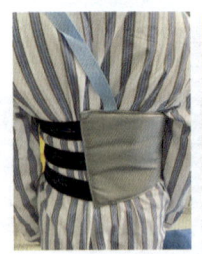
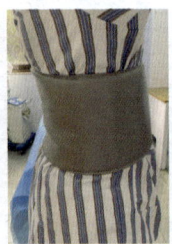
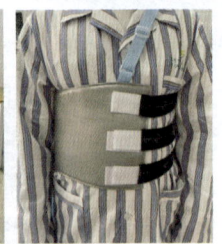

34　肋骨骨折健康教育指导

腹式呼吸方法：一手放于前胸前，一手放于上腹部，吸气时用鼻吸入2~3秒，呼气时用口呼出4~6秒，每日练习3次，每次15~30分钟，以舒适为宜。

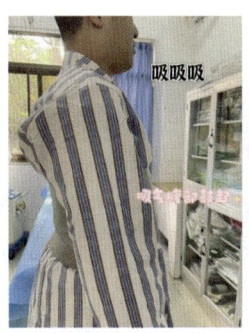
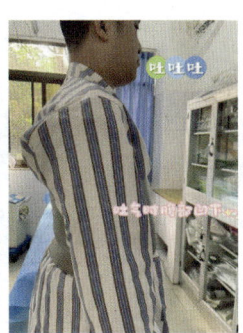

● 出院康复知识指导

1. 保持心情舒畅。
2. 按时服用药物，定期复查，不适时随时来诊。
3. 本病卧床40天以上方可下床活动。即使康复期下床活动也不可剧烈，尽量不做弯腰动作，骨折愈合后活动力度可逐渐加大。
4. 加强营养，多食血肉有情之品，强调均衡营养的重要性。
5. 要劳逸结合，经常参加体育锻炼，如散步、八段锦、练呼吸操等以增强体质。

35 肩袖损伤健康教育指导

• 什么是肩袖损伤

肩袖损伤是指组成肩袖的肩胛下肌、冈下肌、冈上肌和小圆肌等肌腱组织发生无菌性炎症或损伤所引起的肩部压痛、疼痛、麻木、肿胀等症状。据统计，肩袖损伤发病率较高，占肩关节疾病的17%～41%，多见于50岁以上人群，发病率高达25%，且会随年龄的增长不断上升。

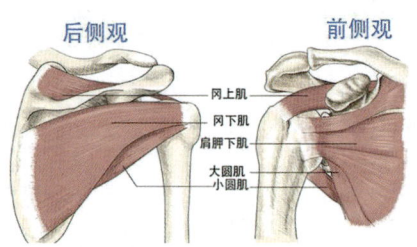

肩袖肌群

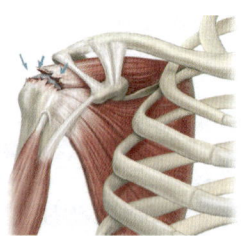

肩袖损伤

• 肩袖损伤的病因

间接暴力牵拉是肩袖损伤的主要原因，多见于跌倒时手外展着地或手持重物,肩关节突然外展上举或扭伤而致。分为:肩袖挫伤、不完全断裂、完全断裂。

● 肩袖损伤的临床表现

1. 疼痛及压痛:常见部位是肩前方痛,夜间症状加重是常见的临床表现之一。

2. 功能障碍:肩袖大型断裂者,上举及外展功能均受限。外展及前举范围均<45°。

3. 肌肉萎缩:病史超过3周,肩周肌肉出现不同程度的萎缩,以冈下肌、冈上肌及三角肌最常见。

4. 关节继发性痉挛:病程超过3个月,肩关节活动范围有不同受限。以外展、外旋、上举等受限程度较明显。

5. 盂肱关节内摩擦音:盂肱关节在被动或主动运动中出现摩擦声或轧砾音。

6. 疼痛弧征:患臂上举60°~120°范围内出现疼痛阳性。

● 治疗方法

1. 保守治疗,用于肩袖挫伤或造影未能发现完全性肩袖破裂的患者,主要包括休息、三角巾悬吊制动2~3周,避免剧烈运动及过肩运动,同时进行局部物理治疗及中药封包、药物罐可起到疏通筋络、活血化瘀、止痛的效果。个别疼痛较剧烈的患者可局部封闭治疗、关节腔内注射或口服非甾体类抗炎类药物。

2. 手术治疗,肩袖完全撕裂的患者,多采用手术治疗。目前以关节镜微创手术治疗为主,通过建立多个小切口实现在关节镜下修补肩袖组织；通常会采用锚钉将肩袖组织重新固定于肌腱附着处。对于巨大肩袖撕裂，可采用植入术或肌腱转位术。肩袖损伤撕裂者经微创手术缝合修复后，肩痛症状多可明显改善，再配合逐步功能康复，待肩袖愈合后便可恢复良好的肩关节功能。

● 饮食调护

手术当天饮食宜清淡、易消化，如稀饭、烂面、软饭等。

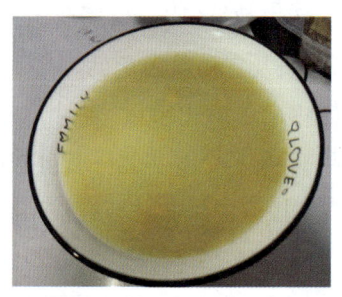

● 辨证施食

1. 气滞血瘀型：宜进食行气、活血化瘀的食物，如白萝卜、黑木耳、桃仁等食物。

2. 血不荣筋型：忌食冰冻食品、冷饮、生冷水果等。应选择一些温热性的食物，如生姜、红枣、黑米、桂圆等。

3. 肝肾亏虚型：宜进食补益肝肾之食物，如猪肝、羊肝、枸杞子等。

4. 风寒湿痹型：宜进食祛风散寒、活血通络之食物，如牛肉、羊肉、葱、姜、蒜等。

35　肩袖损伤健康教育指导

• 用药注意事项

1. 内治法：遵医嘱正确服药，选用伤一号合剂，活血化瘀，消肿止痛，通络接骨。恢复期选用伤四号合剂，调补气血，补肝肾，健脾和胃，强筋壮骨。指导患者饭后温服，服药前后禁食酸冷辛辣刺激的食物。

2. 外治法：用骨科外用粉局部外敷，穴位贴局部外贴，用药期间观察局部皮肤有无过敏反应，如有立即停用。

• 情志调理

1. 注意调摄、平淡情志，避免七情过激和不良刺激，保持情绪稳定、平和、乐观开朗。

2. 鼓励患者表达内心感受，给予心理支持。

3. 指导患者掌握自我排解不良情绪的方法，如谈心释放法、转移法。

• 护具的使用

1. 准备姿势：将患肢外展30°，可先将患肢放在腰托上，让患肢借一些力。

2. 固定腰托：将腰托的固定带绕腰1周，使腰托置于患侧侧腰部，调整腰托的高度，使其与肘关节外展30°后的高度持平，固定后把手臂放在腰托上。

3. 固定臂带：打开手臂固定带，固定手臂，以加强牢固性。

4. 佩戴肩带：将肩带斜挎至对侧肩膀，调整松紧度，固定好

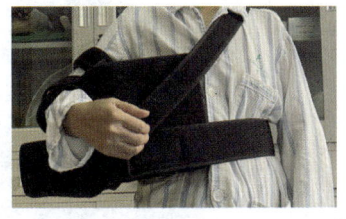

腰托。

5. 检查：佩戴完毕后检查体位是否正确、支具的稳定性、松紧度。

• 康复指导

非手术治疗功能训练及康复。

肩袖损伤保守治疗的康复锻炼通常在固定3周后进行；通常有爬墙法、滑轮练习、外展练习等方式。

1. 爬墙法：患者可以面对墙壁站立，然后将双臂伸直，手掌朝上，然后慢慢将双臂向上举过头顶，在疼痛允许的范围内尽量往上，然后再慢慢放下。可以有效地锻炼肩关节的力量，缓解不适症状。

2. 滑轮练习：做肩关节上举、外展、内旋动作，双手在胸前握住滑轮把柄，用健侧拉把柄锻炼肩关节运动。

3. 外展训练：用木棍或体操棒做肩关节上举、外展前屈、后伸运动，在训练的时候要注意避免剧烈运动，以免加重疼痛。

4. 联合运动：双臂做划船或游泳动作。

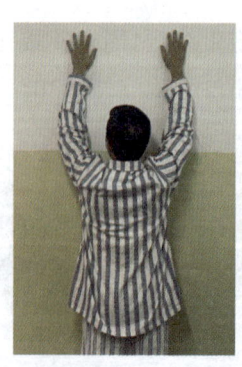 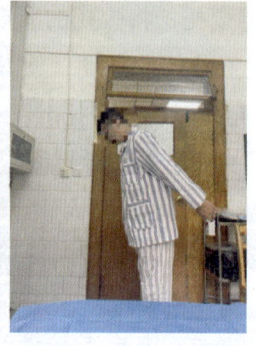

35 肩袖损伤健康教育指导

• **术后功能训练及康复**

1. 手术当天，麻醉清醒后进行掌指关节、腕关节的主动活动，可起到减轻肿胀、缓解疼痛的作用。

2. 术后1天，先行肘关节的被动屈伸运动，护士协助患者最大限度屈肘关节，5次/天，5分钟/次。

3. 术后2天，患者坐起，下地行走。增加手部主动活动，进行肘关节的主动活动，患肢主动屈伸肘关节，5次/天，5分钟/次。

4. 术后3天，由医生决定（除肩袖修补术外）指导患者被动肩关节活动，健手辅助或护士协助的肩关节前后摆动，患者弯腰，患侧手臂笔直下垂，像钟摆一样来回摆动，注意摆动幅度在15°，5次/天，5分钟/次。

5. 继续以上练习，并逐渐增加活动度，同时进行被动肩关节外展、内收、内旋及外旋运动，自10°开始，每天增加 3°~5°，5次/天，10分钟/次。肩关节的锻炼幅度循序渐进，否则会损伤局部组织。

6. 术后6~8周后进行肩关节主动锻炼。

36 踝关节骨折健康教育指导

• **什么是踝关节骨折**

踝关节骨折是以局部肿胀严重、有瘀血斑、剧痛和压痛为主要表现的由胫、腓骨下端和距骨组成的踝关节部骨折。踝关节骨折（fracture of ankle joint）较为多见，无论在日常生活中或运动场上均易发生。据统计，踝部骨折加上踝部韧带损伤，占全身损伤的4%~5%。踝部骨折多由间接暴力引起，如外翻、内翻或外旋等。根据暴力作用的大小、方向和受伤时足的位置而产生不同类型和程度的骨折。踝关节是负重关节，骨折均为关节内骨折，若对位不好，将形成创伤性踝关节炎，伤踝僵硬疼痛、行走困难、痛苦甚大。常见证型为气滞血瘀证（伤后1~2周）、瘀血凝滞证（伤后2~4周）、肝肾亏损证（伤后>4周）。

• **踝关节骨折的症状体征有哪些？**

局部肿胀明显、瘀斑、出现内翻或外翻畸形、活动障碍，检查可在骨折处扪及多局限性压痛。外伤后关节疼痛、活动受限、关节肿胀、瘀血、畸形，部分可听到骨擦音。

• **治疗方法**

1. 非手术治疗：踝关节骨折的治疗应要求解剖复位，对手法复位不能达到治疗要求者，仍多主张手术治疗。无移位骨折，小腿石膏固定踝关节于背伸90°中立位，1~2周待肿胀消退石膏松动后，可更换1次，石膏固定时间一般为6~8周。

2. 手术治疗：术前需严密观察患肢疼痛、肿胀等情况，术后监测患者生命体征，观察病情变化及伤口渗血情况，加强基础护理，防止并发症的发生。注意观察伤肢感觉、运动及二便情况。

3. 体位护理：观察踝关节固定后的摆放位置。因踝部骨折肿胀较甚，应抬高患侧小腿略高于心脏的位置，以利于肿胀消退。

● 饮食调护

手术当天饮食宜清淡、易消化，如米汤、稀饭、烂面、鸡蛋羹等。

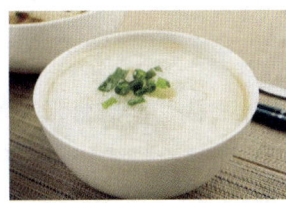 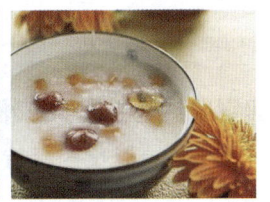

● 辨证施食

1. 骨折早期（1~2周）：饮食宜进清淡易消化且行气活血之品，忌酸辣、燥热、油腻等，不能喝骨头汤。可多食黑木耳、山楂、桃仁、白萝卜、鲫鱼汤等。

2. 骨折中期（2~4周）：饮食宜适当转为高营养以满足骨痂生长需要。宜进食温阳散寒、活血通络的食物，可加骨头汤、动物肝脏、高维生素、高蛋白饮食。如牛肉、山药、山楂、韭菜等。

3. 骨折后期（4周以后）：宜补益肝肾气血以促进骨痂生成。如黑豆、枸杞、腰果等。

● 用药注意事项

1. 内治法：遵医嘱正确服药，骨折早期宜活血化瘀、理气止痛，选用伤一号合剂或桃红四物汤。骨折中期和营止痛、接骨续筋，选用和营止痛汤、续骨活血汤。骨折后期调补气血，补益肝肾，健脾和胃，强筋壮骨选用伤四号合剂。指导患者饭后温服，服药前后禁食酸冷辛辣刺激的食物。

2. 外治法：用骨科外用粉局部外敷，穴位贴局部外贴，用药期间观察局部皮肤情况，如有过敏反应立即停用。

● 情志调理

1. 患者突然受伤遭受意外打击，内心会有紧张、焦虑等情绪属于正常现象，但长期保持不良情绪会导致气血不和、肝气郁结，从而不利于机体恢复。

2. 注意患者的情绪变化，嘱患者避免七情过激和不良刺激，保持情绪稳定、平和、乐观开朗。

3. 引导患者寻找自我排解不良情绪的方法，如谈心释放法、转移法、五音疗法。

● 康复指导

1. 体位摆放：患肢抬高，促进下肢血液循环，减轻肿胀及疼痛刺激。

36 踝关节骨折健康教育指导

2. 关节活动度训练：术后麻醉苏醒即可行踝关节屈伸动作及旋转练习。清醒状态下每小时1次，每次20~30个。

3. 踝关节稳定性训练：术后第1天可开始弹力绷带辅助锻炼，术后1~2周可在医师指导下行非负重体位下踝关节稳定性练习，以促进踝关节周围肌肉力量恢复。

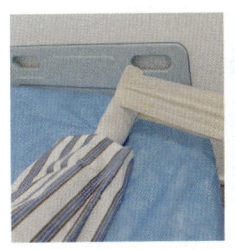
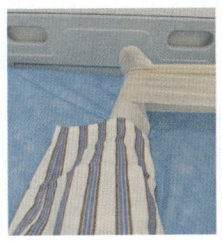
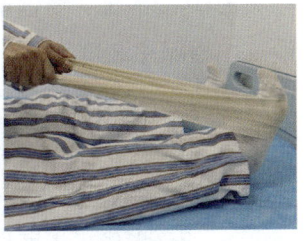

4. 负重训练：负重起始时间主要依据骨折稳定程度、骨折类型、年龄、骨质情况、骨折愈合程度等决定，存在个体差异。一般在术后6周以后，医护人员根据患者前期与中期的康复情况调整并指导患者进行踝关节负重训练。首先应在双拐的支撑保护下进行踩地轻量负重，负重小于10kg，当双拐负重适应后可转变为单拐负

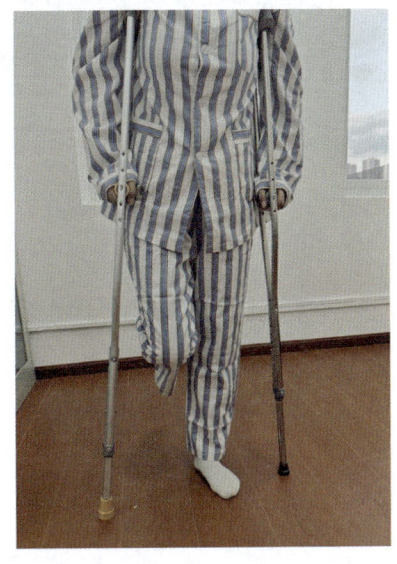

重,然后过渡到完全负重,但应在医生允许情况下借助双拐循序渐进练习。①持双拐时患肢脚底要放平,不能悬空,切忌脚尖着地。②经锻炼后直至骨折部位无疼痛不适,腿部有力,可改单拐逐渐负重锻炼,直至骨折愈合弃拐完全负重。

• 出院指导

1. 遵医嘱继续合理用药;定期复诊,不适随诊。

2. 功能锻炼:要强调自主性的功能锻炼,不间断地进行,锻炼中要循序渐进,耐心细致。其活动范围要由小到大,速度由慢到快,次数由少到多,切不可采取粗暴的被动性活动。在锻炼时,以损伤部位如骨折处、脱位处、软组织断裂处不发生疼痛、肿胀为原则。

3. 饮食指导:指导患者进食高蛋白、高热量、高纤维素饮食,以提高机体免疫力,多饮水,防止尿路感染,预防便秘。

4. 复诊:1个月、3个月后X线复查,检查骨折愈合情况。

36 踝关节骨折健康教育指导

2. 关节活动度训练：术后麻醉苏醒即可行踝关节屈伸动作及旋转练习。清醒状态下每小时1次，每次20~30个。

3. 踝关节稳定性训练：术后第1天可开始弹力绷带辅助锻炼，术后1~2周可在医师指导下行非负重体位下踝关节稳定性练习，以促进踝关节周围肌肉力量恢复。

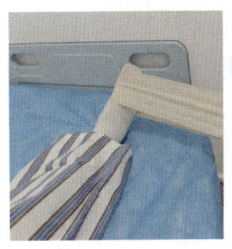
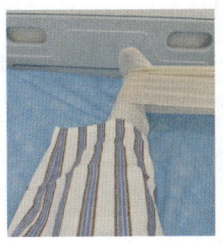
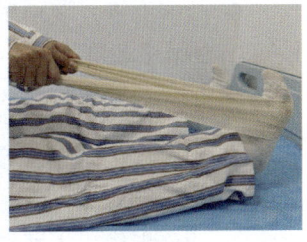

4. 负重训练：负重起始时间主要依据骨折稳定程度、骨折类型、年龄、骨质情况、骨折愈合程度等决定，存在个体差异。一般在术后6周以后，医护人员根据患者前期与中期的康复情况调整并指导患者进行踝关节负重训练。首先应在双拐的支撑保护下进行踩地轻量负重，负重小于10kg，当双拐负重适应后可转变为单拐负

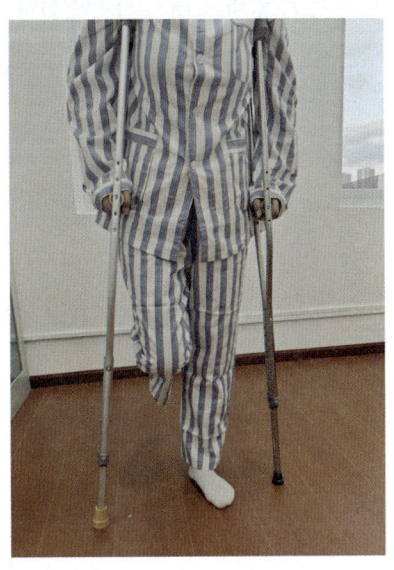

重，然后过渡到完全负重，但应在医生允许情况下借助双拐循序渐进练习。①持双拐时患肢脚底要放平，不能悬空，切忌脚尖着地。②经锻炼后直至骨折部位无疼痛不适，腿部有力，可改单拐逐渐负重锻炼，直至骨折愈合弃拐完全负重。

• 出院指导

1. 遵医嘱继续合理用药；定期复诊，不适随诊。

2. 功能锻炼：要强调自主性的功能锻炼，不间断地进行，锻炼中要循序渐进，耐心细致。其活动范围要由小到大，速度由慢到快，次数由少到多，切不可采取粗暴的被动性活动。在锻炼时，以损伤部位如骨折处、脱位处、软组织断裂处不发生疼痛、肿胀为原则。

3. 饮食指导：指导患者进食高蛋白、高热量、高纤维素饮食，以提高机体免疫力，多饮水，防止尿路感染，预防便秘。

4. 复诊：1个月、3个月后X线复查，检查骨折愈合情况。